U0397518

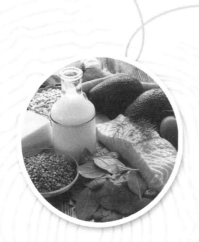

老年人健康膳食

主　审：谭焰宇

主　编：杨曼倩　吴　珩

副主编：孙　红　骆　杨

参　编：邓丹丹　陈治玥　黄俊敏

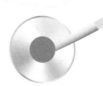

西南大学出版社

国家一级出版社　全国百佳图书出版单位

图书在版编目（CIP）数据

老年人健康膳食 / 杨曼倩，吴珩主编. -- 重庆：
西南大学出版社，2023.5
ISBN 978-7-5697-1146-2

Ⅰ.①老… Ⅱ.①杨… ②吴… Ⅲ.①老年人－膳食
营养 Ⅳ.①R153.3

中国版本图书馆 CIP 数据核字（2021）第 202148 号

老年人健康膳食

LAONIANREN JIANKANG SHANSHI

杨曼倩　吴　珩　主编

责任编辑:鲁　艺

责任校对:李　玲

书籍设计:◯˘起源

排　版:瞿　勤

出版发行:西南大学出版社

地址:重庆市北碚区天生路2号　邮编:400715

市场营销部电话:023-68868624

印　刷:重庆紫石东南印务有限公司

幅面尺寸:185mm×260mm

印　张:7.75

字　数:135千字

版　次:2023年5月第1版

印　次:2023年5月第1次

书　号:ISBN 978-7-5697-1146-2

定　价:36.00元

前言
preface

　　健康膳食不仅关系到老年人的生活质量和幸福感,还与老年人的健康状况相关。本书是重庆市轻工业学校养老服务专业教学团队,在广泛调研和课程建设实践的基础上,根据服务机构养老、社区养老和居家养老的实际需要,按照教育部"以服务为宗旨,以就业为导向,以能力为本位"的职业教育方针,针对中职学生的认知特点,按"项目引领、任务驱动"的教学理念进行设计,以《中国居民膳食指南(2022)》为主要的理论依据编写而成,通过五个项目、十四个任务的学习,全面提升学生服务老年人健康膳食的能力。本书注重科学性和实用性,既注重理论知识的准确,更注重实践应用价值,主要内容包括:项目一,老年人的食物挑选;项目二,为老年人定制食谱;项目三,老年疾病患者膳食指导;项目四,为老年人制作家常食品;项目五,老年人饮食照料。

　　本书可供中职学校老年服务与管理专业、养老护理专业学生学习,也可作为养老机构工作人员以及老年人居家养老的健康膳食指导用书。我们期望本书有助于养老工作的细致化、规范化发展,期望本书能对老年人的健康有积极的意义。

　　本书项目一、项目二由杨曼倩、吴珩编写,项目三由孙红编写,项目四由谭焰宇编写,项目五由骆杨、邓丹丹编写。本书的编写得到了重庆市北碚区同兴社区、重庆市九龙坡区石坪桥社区、重庆四联优侍集团公司、重庆康逸养老机构等单位的大力支持和帮助,在此表示诚挚的感谢!

《老年人健康膳食》编写组

目录
contents

项目一　老年人的食物挑选

能根据《中国居民膳食指南(2022)》的要求,为老年人挑选出新鲜、优质的食物,是陪护员、健康照护员应具备的基本能力。通过本项目的学习,学生应掌握老年人的饮食特点、营养需要和鉴别各类食材优劣的方法,为后续学习打下基础。

🏛 项目描述

小阳同学利用暑假在夕阳红养老院实习,负责采购老年人日常饮食所需要的食材。为了买到新鲜、优质、营养均衡并且深受老年人喜爱的食材,小阳同学要完成搭建适合老年人的平衡膳食宝塔、绘制人体所需食物种类图谱和为老年人挑选优质食物三个递进式任务。

📈 项目目标

✪ 知识目标

1.掌握《中国居民膳食指南(2022)》的内容要点;

2.掌握平衡膳食宝塔中食物的种类和数量;

3.掌握营养与健康的关系;

4.掌握新鲜、优质原材料的特点。

✪ 能力目标

1.能熟记《中国居民膳食指南(2022)》的内容;

2.能搭建出平衡膳食宝塔;

3.能描述不同食物提供的主要营养素及其与健康的关系;

4.能根据老年人的饮食特点,挑选出新鲜、优质的原材料。

✪ 素养目标

1.具备尊老、敬老、爱老的品质;

2.树立均衡膳食、合理营养的意识。

任务一　搭建平衡膳食宝塔

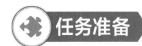 **任务描述**

　　夕阳红养老院的黄爷爷,重庆人,年龄72岁,身高168厘米,体重63千克,退休中职教师,牙齿健全,口腔状况良好,但不爱吃水果。

　　为了更好地照顾黄爷爷的身体,满足合理营养、均衡膳食的要求,小阳同学需要以平衡膳食宝塔为基础,配制黄爷爷的每日食谱。

　　根据以上情境,请各位同学帮助小阳搭建出平衡膳食宝塔。

任务准备

☞ 材料准备

序号	名称	数量	用途
1	中国居民平衡膳食宝塔图示	1套	教师展示平衡膳食宝塔
2	剪刀	每人1把	搭建平衡膳食宝塔
3	胶水	每人1瓶	搭建平衡膳食宝塔
4	全谷类50～150克 杂豆类50～100克 蔬菜300～500克 水果200～350克 鲜奶300克 坚果和大豆25～35克 畜禽肉类50～75克 鱼虾45～75克 蛋类25～50克 油25～30克 盐5克	1套	教师展示膳食宝塔食物数量

☞ 课前准备

　　学生自行预习《中国居民膳食指南(2022)》和平衡膳食宝塔。

☞ 知识准备

一、中国居民膳食指南

《中国居民膳食指南(2022)》是2022年5月26日由中国营养学会发布的,该指南由一般人群膳食指南、特定人群膳食指南、平衡膳食模式和膳食指南编写说明三个部分组成。

(一)一般人群膳食指南

适用人群:两岁以上健康人群。

1.食物多样,谷类为主

每日膳食应该包括谷薯类、蔬菜水果类、畜禽鱼蛋奶类、大豆坚果类和油脂类食物。其中谷类为主,要求每天摄入谷薯类食物250～400克,包括谷类200～300克,薯类50～100克。食物多样方面要求平均每天摄入12种以上的食物,每周25种以上。

2.吃动平衡,健康体重

各个年龄段的人都应天天运动,保持健康体重,控制总能量摄入,保持能量平衡。具体要求:每周至少进行5次中等强度身体活动,累计150分钟以上;办公室人群每天走6000步左右,减少久坐时间。

3.多吃蔬果、奶类、大豆

蔬菜水果是平衡膳食的重要组成部分,日常的膳食应做到:餐餐有蔬菜,保证每日摄入300～500克蔬菜,且深色蔬菜应占一半以上;天天有水果,保证每日摄入200～350克水果,果汁不能代替鲜果。奶类富含钙,每日应摄入300～500克奶及奶制品。多吃豆制品,适量吃坚果。

4.适量吃鱼、禽、蛋、瘦肉

适量摄入鱼、禽、蛋、瘦肉,可优先选择鱼和禽类。每周至少吃2次水产品。吃鸡蛋不弃黄,每天一个鸡蛋。少吃肥肉和烟熏、腌制肉等。

5.少盐少油、控糖限酒

培养清淡饮食习惯,少吃高盐和油炸类食物。成人每天食盐不超过5克,烹调用油25～30克。控制糖的摄入量,每天摄入不超过50克,最好控制在

25克以下。儿童、孕妇、乳母不应饮酒，男性一天酒精量不超过25克，女性不超过15克。此外，还要足量饮水，成年人建议每天喝7～8杯水（1500～1700毫升），提倡饮用白开水和茶水，不喝或少喝含糖饮料。

6.杜绝浪费，新兴食尚

珍惜食物，按需备餐，提倡分餐不浪费。食材选择要新鲜，烹饪方式要适宜。食物制备生熟分开，熟食二次加热要热透。多回家吃饭，享受食物和亲情。传承优良文化，兴饮食文明新风。

（二）老年人膳食指南

老年人膳食指南是在一般人群膳食指南的基础上修改而成的。具体内容如下：

1.食物要粗细搭配、松软，易于消化吸收

粗粮富含丰富的维生素B、矿物质和膳食纤维，有利于老年人控制体重，防止肥胖，调节血糖，降低胆固醇，预防心血管疾病。老年人每天应摄入粗粮或全谷类食物100克，烹饪方式以蒸、煮、炖、炒为宜，在适合老年人咀嚼功能的前提下，要兼顾食物的色、香、味、形。

2.鼓励陪伴进餐，摄入足量食物

合理安排老年人的饮食，使老年人保持健康的进食心态和愉快的进食过程。有调查表明，老年人和家人进餐往往比单独进餐吃得好，不仅能增加进餐的乐趣，还会促进消化液的分泌，增加食欲，促进消化。家庭和社会应从各方面保证其饮食质量、进餐环境和情绪，以促进老年人身心健康，减少疾病，延缓衰老，提高生活质量。

3.少量多餐，重视预防营养不良和贫血

老年人随着年龄增长，会出现不同程度的老化，包括器官功能减退、基础代谢降低和体液成分改变等，并可能存在不同程度和不同类别的慢性病。由于生理、心理和社会经济情况的改变，随着年龄增长而体力活动减少，并因牙齿、口腔和情绪等问题，老年人可能会食欲减退，能量摄入降低，必需营养素摄入减少，造成营养不良和贫血。

老年人日常饮食可适当增加进餐次数，每天进餐4～5次，这样既可以保证需要的能量和营养素,又可以使食物得到充分吸收利用。此外,老年人还可以适当使用营养素补充剂,特别是维生素和矿物质类。

4.多做户外运动,维持健康体重

随着年龄的增加,老年人的骨骼、肌肉、消化、呼吸、心血管、中枢神经等各系统功能逐渐衰退。多做户外活动,可延缓老年人体力、智力和各器官功能的衰退。适合老年人的运动项目有步行、慢跑、游泳、跳舞、太极拳等,活动场地应尽量选择空气清新、宽敞的户外场地。

	一般人群膳食指南	老年人膳食指南
内容	1.食物多样,谷类为主; 2.吃动平衡,健康体重; 3.多吃蔬果、奶类、大豆; 4.适量吃鱼、禽、蛋、瘦肉; 5.少盐少油、控糖限酒; 6.杜绝浪费,新兴食尚。	1.食物要粗细搭配、松软,易于消化吸收; 2.鼓励陪伴进餐,摄入足量食物; 3.少量多餐,重视预防营养不良和贫血; 4.多做户外运动,维持健康体重。

二、平衡膳食宝塔

平衡膳食宝塔是根据《中国居民膳食指南(2022)》的核心内容,结合中国居民膳食的实际情况,把平衡膳食的原则转化为各类食物的重量,便于人们在日常生活中实施,是方便人们贯彻膳食指南的工具。

(一)平衡膳食宝塔的内容

平衡膳食宝塔共分五层,包含我们每天应吃的主要食物种类,各层的位置和面积不同,在一定程度上反映出各类食物在膳食中的地位和应占的比重,下面详述各层包含的食物种类和数量。

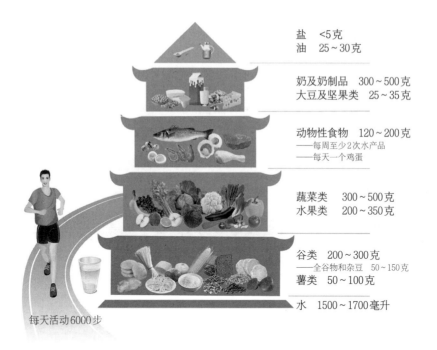

盐　＜5克
油　25~30克

奶及奶制品　300~500克
大豆及坚果类　25~35克

动物性食物　120~200克
——每周至少2次水产品
——每天一个鸡蛋

蔬菜类　300~500克
水果类　200~350克

谷类　200~300克
——全谷物和杂豆　50~150克
薯类　50~100克

水　1500~1700毫升

每天活动6000步

平衡膳食宝塔(来自中国营养学会)

　　第一层:主要是谷类、薯类和杂豆类等"吃得最多"的食物。成人每天应摄入谷薯杂豆类食物250~400克。

　　第二层:主要是蔬菜水果类要"多吃"的食物。成人每天建议摄入蔬菜300~500克,水果200~350克。蔬菜水果富含矿物质和维生素,可以适当多吃,但各有特点,不能相互代替。

　　第三层:主要是指鱼、禽、蛋、肉类要"适量吃"的食物。成人每天建议摄入动物性食物120~200克,此类食物能提供优质蛋白质,每天适量摄入,对维持机体正常代谢非常有必要,但过量食用易造成高血脂、高胆固醇,损害心脑血管的健康。

　　第四层:主要是奶及奶制品、大豆及坚果类,要求"每天吃"的食物。奶类富含钙及优质蛋白质,每天300~500的奶及奶制品对儿童和老年人预防软骨病、佝偻病和骨质疏松非常有必要。大豆和坚果富含多种微量元素,每天摄入25~35克有益健康。

　　第五层:主要是油、盐等,要求"吃最少"的食物。成人建议每天烹调用油

25～30克,盐不超过5克(包括酱油、味精、酱菜中的钠盐含量),油盐摄入过多也是心血管疾病的诱因之一。

(二)平衡膳食八准则

食物多样,合理搭配;

吃动平衡,健康体重;

多吃蔬果、奶类、全谷、大豆;

适量吃鱼、禽、蛋、瘦肉;

少盐少油,控糖限酒;

规律进餐,足量饮水;

会烹会选,会看标签;

公筷分餐,杜绝浪费。

任务实施

一、熟记中国居民膳食指南。

二、熟记老年人膳食指南。

三、对照平衡膳食宝塔,熟记平衡膳食八准则。

四、搭建平衡膳食宝塔。

姓名： 班级：		得分

任务评价

班级		学生姓名		学号				
组别		同组成员						

评价 项目	评价内容	学生 自评 (20%)	小组互评(20%)			行业 评价 (30%)	教师 评价 (30%)
职业 素养 (40%)	1. 遵守劳动纪律,不旷课迟到早退(5分) 违规一次扣0.5分,扣完为止						
	2. 遵守实训的规章制度(5分) 违规一次扣0.5分,扣完为止						
	3.团队合作精神(10分) (1)团队成员互相信任、互帮互助、协作配合,具有集体荣誉感(10分) (2)在老师的帮助下能与团队协作(5分) (3)不能与团队合作(0分)						
	4.职业意识(8分) (1)能自觉展现"尊老、敬老、爱老"的职业意识,"安全第一、质量至上"的饮食观(8分) (2)在老师的指导下能较好地展现(5分) (3)不能很好地展现(3分)						
	5.学习态度(6分) (1)积极主动地获取知识、认真严谨(6分) (2)学习积极性不高、被动地学习(2分)						

评价项目	评价内容	学生自评(20%)	小组互评(20%)			行业评价(30%)	教师评价(30%)
职业素养(40%)	6.创新及反思意识(6分) (1)学习活动中具有创新意识,能够积极反思设计过程中的疏漏或可以改进的地方,总结经验教训(6分) (2)完成任务后不主动总结经验教训(3分)						
知识技能(60%)	能按照要求完成课前任务(5分)、一般(3分)、未完成(1分)						
	能熟记中国居民膳食指南和老年人膳食指南(20分),错1个扣2分。						
	能熟记平衡膳食八准则且搭建出平衡膳食宝塔(30分),错一处扣2分。						
	按要求完成课后任务(5分)、一般(3分)						
合计							
总计(综合成绩)							

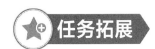

任务拓展

老年人该如何运动

老年人应多做户外运动,维持健康体重。但随着年龄增长,老年人的生理机能会逐渐衰退,常伴有慢性疾病,因此老年人运动不同于其他人群。老年人运动的目的是延缓肌肉衰老,加强新陈代谢,提高身体素质。

老年人运动应以柔和的运动为主,如散步、快走、游泳、太极拳等。要注意避免太早起来,特别是在寒冷的季节,因为寒冷的刺激会对心血管系统造成压力和负担,使老年人出现血压明显增高、心跳明显加快的情况。

研究显示,老年人适量运动,可延缓衰老、改善心肺功能、调节情绪、预防老年痴呆和骨质疏松,所以带老人们运动起来吧!

任务二　绘制人体所需食物种类图谱

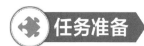 **任务描述**

　　小阳同学搭建好平衡膳食宝塔后,发现各层展示的食物种类有限,如水果仅画出了苹果、梨、葡萄、香蕉等,为了满足日常饮食食物多样化的需求,小阳同学决定对平衡膳食宝塔进行扩充,完成一张食物种类图谱。

　　根据上述情境,请同学们帮助小阳绘制出人体所需食物种类图谱,包括食物分类、具体食物、营养价值、营养素缺乏所致疾病等。

任务准备

👉 材料准备

名称	数量	用途
谷类食物图片:小麦、大米、玉米、小米、高粱 薯类食物图片:红薯、马铃薯、山药、芋、木薯 杂豆类食物图片:红豆、绿豆、蚕豆、豌豆 蔬菜类食物图片:白菜、莴笋、生菜、黄瓜、西兰花 水果类食物图片:西瓜、猕猴桃、芒果、柚子、橙子 鱼禽肉蛋类食物图片:鸡、鸭、鱼、猪、牛、羊、蛋 奶类食物图片:牛奶、羊奶、酸奶、奶酪 豆类食物图片:黄豆、豆腐干、豆腐、豆花、豆浆	1套	教师展示平衡膳食宝塔包含的各类食物用

👉 课前准备

　　学生自行预习人体所需的六大营养素和食物的分类及其所含营养。

👉 知识准备

一、食物的分类及其所含营养

　　依据平衡膳食宝塔的划分,食物可分为五大类,包括谷薯杂豆类、蔬果类、鱼禽肉蛋类、奶类和豆类、油盐类。下面将详细介绍各类食物。

（一）谷薯杂豆类

谷类食物主要有小麦、大米、玉米、小米、高粱等(我国居民膳食以大米和小麦为主,称为主食,其他称为杂粮);薯类主要有红薯或白薯、马铃薯、山药、芋、木薯等;杂豆类主要是除大豆以外的红豆、绿豆、蚕豆、豌豆、芸豆、扁豆等。

这几类食物富含碳水化合物、膳食纤维,并能提供一些维生素、矿物质和蛋白质。人每天所需能量的50%～60%来源于这几类食物。

（二）蔬果类

蔬菜类主要有白菜、莴笋、生菜、黄瓜、西兰花、西红柿等;水果类主要有苹果、香蕉、西瓜、猕猴桃、芒果等。这两类食物富含维生素、矿物质和碳水化合物。

（三）鱼禽肉蛋类

鱼禽肉蛋类主要包括鸡、鸭、鱼、猪、牛、羊、蛋等动物性食物。该大类食物富含蛋白质、脂肪、维生素和矿物质等营养素。

鱼禽肉的蛋白质大部分存在于肌肉组织中。该大类食物提供的蛋白质为完全蛋白质,含人体必需的氨基酸,且含量十分充足,种类和比例接近人体的需要,因此易被人体消化吸收,充分利用,营养价值很高,为优质蛋白质。其中,牛羊肉的蛋白质含量(20%)高于猪肉(15%)。

畜肉中的脂肪以饱和脂肪酸为主,猪肉中的脂肪含量最高,羊肉次之,牛肉的脂肪含量最低。对于血脂异常,胆固醇比较高的人群,应合理控制脂肪摄入量。与畜肉比较,鱼肉的脂肪含量相对较低,含有较多的多不饱和脂肪酸,对预防血脂异常和心脑血管疾病等具有重要作用,因此适宜作为老年人的首选食物。

畜肉中的矿物质含量钾最高,磷次之。畜肉是人体铁和锌的重要来源,生物利用率很高。畜肉富含维生素,包括维生素 B_1、B_2,维生素 A,维生素 E,维生素 B_6、B_{12},叶酸,烟酸等。动物内脏含有多种维生素,不同程度地高于畜肉。

蛋类的营养价值较高,蛋黄中维生素和矿物质含量丰富,且种类较为齐全,所含卵磷脂具有调节血清脂质的作用。但蛋黄中的胆固醇含量较高,不宜过多食用。

(四)奶类和豆类

奶类主要指牛奶和羊奶及其制品,豆类主要指大豆(又名黄豆)及其制品,如豆腐、豆浆、豆干等。

奶类及其制品富含蛋白质、维生素和矿物质。其中,奶类的蛋白质组成比例适宜,氨基酸模式和人体接近,容易被人体消化吸收,为优质蛋白质。奶类也是天然钙的最优来源,吸收率高,建议每人每天饮用300克牛奶或相当量的奶制品,加上其他食物中的钙,就可基本满足人体的需求。

大豆及其制品是我国的传统食品,含丰富的优质蛋白质、脂肪酸、维生素、钙等营养素,还含有大豆异黄酮和植物固醇等,能调节人体生理功能。

(五)油盐类

油盐类主要是指烹调用油和食用盐。

烹调用油通常分为两类:一类是常温处于液态的植物油,如大豆油、花生油和菜籽油等,另一类是常温下处于固态的动物油比如猪油、牛油等。从营养价值来说,不管是植物油还是动物油,都属于能量物质,主要给人们提供能量,同量的植物油和动物油提供的能量差别不大。但植物油中的优质脂肪酸含量较高,还有丰富的维生素E。两类油的油脂营养含量有所差异,因此应该经常更换烹调油。

二、人体所需的营养素及其生理功能

人体所需的营养素一共有六大类,分别是碳水化合物、脂类、蛋白质、无机盐、维生素和水,其中,碳水化合物、脂类、蛋白质能为人体新陈代谢提供能量,被称为三大供能营养素。下面将详细介绍。

(一)碳水化合物

碳水化合物是生命活动的必需物质,分为单糖(葡萄糖、果糖、半乳糖)、双糖(蔗糖、麦芽糖、乳糖)和多糖(淀粉、糖原)等。单糖是不能再被水解的糖类,可不用消化而被吸收,人体所需的糖主要从淀粉中摄取,淀粉消化分解为单糖后才能被人体吸收利用。

碳水化合物能提供能量,是最经济、最迅速的能量来源。每克糖类在人体内可产生4千卡的能量,人体每日所需能量中,有60%~70%由糖类提供。若膳食中碳水化合物的供给充足,可降低对蛋白质的消耗。碳水化合物还是构成机体组织的重要物质,它参与细胞的组成等多种活动。细胞的碳水化合物含量约为2%~10%,主要以糖脂、糖蛋白和蛋白多糖的形式存在。糖也是血液的重要成分,大脑、中枢神经组织必须依靠血糖供给能量。

碳水化合物还能增强肠道功能。膳食纤维、功能性低聚糖等抗消化的碳水化合物,虽不能在小肠被消化吸收,但能刺激肠道蠕动,使肠道有益菌群增多,有助于正常消化和增加排便量。膳食纤维有很好的吸水性和保水性,并能夹带未被消化的食物残渣和有害的代谢物排出体外,有益于降低血糖和血脂,起到肠道"清道夫"的功能。

在日常膳食中,碳水化合物的主要来源是谷薯类、杂豆类、果蔬类等。

(二)脂类

脂类是脂肪酸所组成的物质,包括油脂和类脂。脂类是富含能量的营养素,1克脂肪在体内氧化可产生9千卡的能量,是蛋白质和糖类所产生的能量的2倍多。人体每天需要的总能量中有20%~30%是由脂类提供的。

脂肪是人体细胞中的重要成分,存在于各种组织器官中。皮下脂肪具有滋润皮肤、保护体温的作用。体腔脂肪可保护和支撑内脏。磷脂是构成细胞膜的主要物质。脂肪作为脂溶性维生素的溶剂,有利于脂溶性维生素在人体内的吸收与利用。脂类的另一重要作用是供给人体必需的脂肪酸。许多不饱和脂肪酸如亚油酸、亚麻酸,人体不能合成,必须从食物的脂肪中获得。

脂类的来源有肥瘦肉,各种动、植物油,牛奶、蛋黄、豆类及其制品,坚果类食物等。

(三)蛋白质

蛋白质是构成生命物质的基础。构成蛋白质的基本单位是氨基酸。现已发现,人体内有20多种氨基酸。根据能否在人体内合成、是否必须通过膳食来补充,可以将其分为必需氨基酸和非必需氨基酸。

蛋白质是构成人体细胞的基本物质,皮肤、肌肉、毛发、骨骼、血液、内脏、大脑等的主要成分就是蛋白质。蛋白质还是补偿新陈代谢消耗、修补组织损失的主要物质。此外,蛋白质还是人体内各种重要活性物质,如激素、酶、抗体、血红蛋白等的组成成分。蛋白质也是三大供热营养素之一,每克蛋白质可产生4千卡的热量。

蛋白质的主要来源为瘦肉、水产品、内脏、奶类、蛋类、粮食、大豆及其制品、食用菌(木耳、银耳、香菇、口蘑等)、藻类(海带、紫菜等)、坚果类(花生、瓜子、松子、核桃等)等。其中,动物性食物和大豆提供的蛋白质为优质蛋白,人体的吸收利用率高。

(四)无机盐

无机盐是存在于人体内和食物中的矿物质营养素。人体必需的矿物质有钙、磷、钠、钾、镁、氯、硫等常量元素和铁、碘、锌、硒、铜、铬、钼、钴等微量元素。

矿物质是构成人体组织如骨骼、牙齿、软组织的重要成分,能维持体内酸碱平衡;维持水盐平衡及正常渗透压;构成酶和激素,是酶和激素的激活剂;还参与脂肪、蛋白质和糖的代谢。

(五)维生素

维生素可分为脂溶性维生素和水溶性维生素。脂溶性的有维生素A、D、E、K,水溶性的有维生素B族、C、叶酸等。维生素能促进人体的生长发育、调节生理功能,帮助机体吸收其他营养素。虽然人体对维生素的需要量不多,却是必不可少的。

(六)水

水是人类赖以生存的重要物质,是生物体内各种组成成分中含量最大的一种。水对生命体有着重要意义。

水是构成身体不可缺少的成分,每个细胞和组织都含有水,不同的细胞和组织含水量不同,如肌肉含水约为75%,肾脏含水约为83%,软骨含水约为80%,血液含水约为94%。水能促进营养素的消化、吸收与代谢。水可溶解许多物质,可作为一种溶剂、反应介质和运输载体,参与营养素的消化、吸收、利用、排泄等过程。水可以起到维持体温恒定与润滑的作用,还可以促进有毒物的排泄。当感冒发烧时,多喝开水或多吃流质类食物,有助于发汗、退热、冲淡血液里细菌、病毒或其产生的毒素。同时,大量饮水,排尿量增加,有利于毒物的排泄和散热,加快身体康复。

营养素	生理功能
碳水化合物	1.供给能量;2.部分碳水化合物可调节肠道功能;3.构成机体组织。
脂类	1.供给能量;2.促进脂溶性维生素的吸收;3.维持体温、保护内脏;4.构成机体组织。
蛋白质	1.构成与修复身体结构;2.活性物质的组成成分,能调节生理功能;3.供给能量。
无机盐	1.构成机体组织;2.维持人体水盐平衡和正常渗透压;3.参与人体代谢反应。
维生素	1.促进人体生长发育;2.调节生理功能;3.帮助机体吸收其他营养素。
水	1.构成细胞和组织;2.作为溶剂,参与营养素的消化、吸收、利用、排泄等过程;3.维持体温;4.润滑。

三、营养素缺乏与疾病

由于新陈代谢减慢,身体吸收能力下降,很多老年人会出现严重的营养素缺失,损害身体健康。

(一)蛋白质

老年人的新陈代谢减速,对蛋白质的利用能力降低,但分解代谢的能力却有所增强,因此极易出现蛋白质缺乏,导致消化不良、腹泻或出现皮肤干燥、松弛等问题,并易感染其他疾病,甚至导致死亡。

(二)钙和维生素D

调查显示,几乎所有老年人都存在不同程度的缺钙问题,这与年龄增长带来的骨密度下降及骨钙丢失有关。随着年龄的增长,人体制造维生素D的能力会越来越弱,身体对钙的吸收率逐渐降低,钙的流失率越来越大,因此很容易引起骨质疏松和骨折。

(三)维生素B族

许多老年人容易缺乏维生素B族,而维生素B_{12}的缺乏更普遍。此类营养素的缺乏容易引起代谢障碍,使人出现食欲不振,并可能诱发便秘、神经炎等多种疾病。

（四）铁

各种矿物质中,铁是老年人最容易缺的营养成分。我国60岁以上老年人患贫血,与缺铁有很大关系。老年人通常以吃植物性纤维食物为主,且患慢性病较多,如果久服四环素、抗酸药等,都会影响铁的吸收和利用。老年人要补铁,应该多吃些动物性食物,如动物血、内脏和瘦肉等。

（五）锌

老年人的血清锌水平明显低于年轻人,锌摄入量也经常不能达到每天15毫克的推荐标准。许多老年人的常见病,如糖尿病、肿瘤等都可引起缺锌。此外,老年人消化、吸收功能较差,也是造成缺锌的原因。缺锌后,老年人多会出现没胃口等问题,建议适当提高肉、禽、鱼、蛋等动物性食品的摄入量。

（六）钾

缺钾在老年人中较多见,它对保持健全的神经系统和调节心脏节律非常重要,还能防止中风。豆类、瘦肉、乳制品、蛋类、香蕉等,都含钾丰富。水果汁、蔬菜汤、肉汁中钾含量也相对丰富,但肾功能衰竭致血钾偏高者要限食。

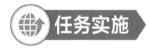 **任务实施**

绘制人体所需食物种类图谱。

食物种类图谱

姓名：	班级：			得分
食物种类	具体食物（6种）	营养价值	营养素缺乏所致疾病	

班级			学生姓名			学号		

组别		同组成员						

评价项目	评价内容	学生自评(20%)	小组互评(20%)			行业评价(30%)	教师评价(30%)
职业素养(40%)	1.遵守劳动纪律,不旷课迟到早退(5分),违规一次扣0.5分,扣完为止						
	2.遵守实训的规章制度(5分),违规一次扣0.5分,扣完为止						
	3.团队合作精神(10分) (1)团队成员互相信任、互帮互助、协作配合,具有集体荣誉感(10分) (2)在老师的帮助下能与团队协作(5分) (3)不能与团队合作(0分)						
	4.职业意识(8分) (1)能自觉展现"尊老、敬老、爱老"的职业意识,"安全第一、质量至上"的饮食观(8分) (2)在老师的指导下能较好地展现(5分) (3)不能很好地展现(3分)						
	5.学习态度(6分) (1)积极主动地获取知识、认真严谨(6分) (2)学习积极性不高、被动地学习(2分)						
	6.创新及反思意识(6分) (1)学习活动中具有创新意识,能够积极反思设计过程中的疏漏或可以改进的地方,总结经验教训(6分) (2)完成任务后不主动总结经验教训(3分)						
知识技能(60%)	能按照要求完成课前任务(5分),一般(3分),未完成(1分)						
	能正确默写出各类营养素及对应的具体食物10种(25分),少1个扣2分。						
	能写出各类营养素的生理功能及缺乏时所患疾病(25分),错一处扣2分。						
	按要求完成课后任务(5分),一般(3分)						
合计							
总计(综合成绩)							

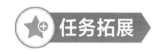

食物的酸碱性

近年来,种种所谓的"酸碱体质"和"酸碱食物"之说影响着人们的思维:"酸性"意味着"危险","碱性"意味着"健康"。然而,食物真的存在酸碱性吗?

1. 人体有强大的酸碱调节体系,食物无法左右

人体内的酸碱性保持在一个动态平衡的状态。在自然健康的状况下,由于血液pH值在7.35~7.45之间,所以我们的身体呈弱碱性。人体的新陈代谢虽会不断产生酸性或碱性的物质,但人体有一套非常完整和强大的缓冲系统,会随时进行自我调节,以保持血液的pH值恒定,一般不会受摄入食物的影响而改变酸碱性。

2. 食物酸碱性跟体液酸碱度是两码事

食物的确可以被分为酸性食物和碱性食物。酸性食物指畜禽肉类、鱼虾类、蛋类、谷类以及花生、核桃、榛子等。碱性食物指各种蔬菜、水果、豆类、奶类以及杏仁、栗子等。

食物经过各种复杂的反应,被人体消化、吸收,形成多种小分子代谢产物。这些产物有的呈酸性,有的呈碱性,还有很多呈中性,经过人体缓冲系统的作用,最终形成人体体液的酸碱度。人体体液的酸碱性其实已经与摄入食物没有直接关系了。

3. 平衡膳食不等于多吃碱性食物

目前研究表明,摄食足量的碱性食物(如蔬菜和水果),的确能预防包括恶性肿瘤在内的多种疾病的发生,这是因为它们富含多种维生素、矿物质、膳食纤维和生理活性物质,能起到抗衰、抗炎、抗病的作用。

而摄入过量的酸性食物——动物性食物,会导致能量、饱和脂肪酸、胆固醇等摄入超量,若再加上果蔬摄入不够,不能补充足量的矿物质、维生素和膳食纤维,则会导致肥胖、"三高"等的发生。

实际上,只有做到食物多样、荤素合理搭配、营养均衡,才是真的吃得健康!

任务三　挑选优质食物原材料

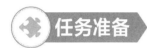 **任务描述**

　　夕阳红养老院食材即将耗尽,安排小阳同学去采购一周的食物,要求采购回来的食物原材料新鲜、优质。

　　根据上述情境,请同学们帮助小阳,拟出完整的食材采购清单,以学习小组为单位去超市挑选新鲜优质的食物原材料。

任务准备

👉 **材料准备**

序号	名称	数量	用途
1	新鲜的食物原材料	1套	食物原材料的品质检验
2	不新鲜的食物原材料	1套	食物原材料的品质检验
3	购物袋	每组1份	采购食物

👉 **课前准备**

学生自行预习不同食物原材料的挑选要点。

👉 **知识准备**

　　日常生活中,在选购食物时,我们都想选择品质好的食物。那么什么是品质好的食物呢? 首先是食物的安全性,其次是食物的营养价值,再次是食物的色、香、味、形等感官指标,最后是食物的功能性。目前,我国对"舌尖上的安全"非常重视,对食物销售的监管力度也很大,因此,选购食物时,要到有食品销售许可证的销售场所去选购,如正规的超市或农贸市场。这样才不易出现食品安全问题。要学会一些判断食物品质的方法。在市场上,同一种食物可能有几个等级。食物的等级与其营养价值没有直接的关系,如大米、面粉、杂豆、水果、蔬菜等,而与食物的色、香、味、形等感官指标有关,因此,选择时在确保食物安全的前提下,可以根据自己的实际需求进行选择,不必一味追求高等级的食材。

一、选择食物原材料的基本要求

（一）熟悉原材料的品种差异

同一类原材料，品种不同，品质亦有差异，应用也不尽相同。如同样是鱼，有的鱼组织紧实，宜剔肉加工成鱼片、鱼丝，有的则不宜切片、切丝。又如老母鸡宜炖汤，雏鸡宜炒、炸等。只有熟悉原材料品种的差异，才能选择出合适的原材料，制作更好的菜品。

（二）熟悉原材料的上市季节

许多原材料由于生长周期的关系，在不同的季节，质量也不一样。羊一般在秋末冬初肥壮，此时羊肉的品质就比较好；阴历九月雌蟹的蟹黄丰满鲜美，阴历十月雄蟹蟹油丰腴肥厚。只有熟悉原材料的上市季节，才能适时选择原材料，制作出质量上乘的时令菜品。

（三）熟悉原材料的产地差异

原材料的生长受一定自然条件的约束，同一种原材料如果产地不同，可能质量悬殊。山东章丘大葱、阳澄湖大闸蟹等都是十分优良的原材料。只有熟悉原材料产地的差异，才能选择优质原材料，制作出风味独特的菜品。

（四）熟悉原材料的部位差异

同一种原材料不同部位的品质也有差别，如猪前腿肉质较粗老，而后腿肥肉少、瘦肉较嫩；大白菜外帮老，菜心和菜头嫩；等等。只有熟悉原材料部位的差异，才能做到物尽其用。另外，还要注意辨别真假，熟悉原材料的卫生要求等，以便更好地选择原材料。

二、食物的品质判断方法

目前，零售食品根据有无包装，可分为散装食品和预包装食品两大类。一般生鲜食品多为散装，如新鲜畜禽肉、新鲜水产品、新鲜水果、蔬菜等，一些等级相对较低的大米、面粉、豆类等也有散装销售。这两类食品在选购时，其方法有所不同。

(一)散装食品的选择

选择散装食品一般是通过感官检验来判断食品的品质。所谓感官检验,就是检验者运用自己的感觉器官,以视觉、嗅觉、味觉、听觉、触觉等对食品进行品质判断。该方法主要是鉴定食品的形态、色泽、外表结构、气味、滋味、弹性、韧性、硬度等方面的情况,是最简便易行、实用有效的检验方法。

1.视觉检验

视觉检验是用眼睛观察原料的外表结构、形态、色泽等外部特征,判断原料的新鲜程度、成熟度、纯度、清洁卫生情况等。如新鲜的鱼的鳃看上去色泽鲜红或粉红,鱼鳞紧密、完整且有光泽,反之则鳃呈灰色或苍红色,鱼鳞松弛没有光泽。

2.嗅觉检验

嗅觉检验是用鼻子嗅来鉴定原料的气味是否正常。许多原材料都有其自身特有的气味,如出现异味则说明品质发生了变化。新鲜肉稍带腥味,如有酸味或霉臭味,则说明肉不新鲜或已腐败;花生油用手蘸一点放在手心稍搓后,闻其气味应具有花生的香气,如有其他异味则说明其品质不好。

3.味觉检验

味觉检验是用舌头品尝原材料的味道,以检验原材料的品质。如新鲜柑橘酸甜适口,受冻的柑橘则口味苦涩。

4.听觉检验

听觉检验是用耳朵听声音来鉴定原材料品质的优劣。如萝卜用手指弹敲,听其声音可判断是否糠心;用手拍击西瓜,听其发出的声音可判断成熟度。

5.触觉检验

触觉检验是用手指接触原材料以检验原材料外表的粗细、弹性、韧性、软硬等方面的情况。如新鲜的肉肉质紧密、富有弹性,用手按压后能迅速恢复原状,不新鲜的肉柔软、弹性小,用手按压后不能迅速恢复原状。家畜、家禽、鱼类等原材料都可用这个方法进行鉴定。

以上五种感官检验方法,在实际运用时往往是几种方法同时应用,然后综合分析,来判断原材料品质好坏。如检验肉时要观察其色泽,用手触摸检验其质地,同时闻其气味,综合几方面的情况对其品质做出判断。

(二)常见食物感官鉴定指标

1.大米以米粒充实肥大、整齐均匀,碎米和爆腰米少为佳。新鲜大米有光泽、味清香、滑爽干燥;无腹白,凡有腹白的米体积小、硬度低、易碎、蛋白质含量低、味道欠佳、品质差。

2.大豆以颗粒饱满、整齐均匀,豆皮色呈大豆固有颜色,洁净光亮,脐色呈黄白色或淡褐色,无未成熟的颗粒和虫蛀粒,无杂质无霉变者为上品。

3.豆腐以色泽洁白,并具有一定光泽,块形整齐、无碎裂,表面光滑、无麻点,组织细密、不松散,具有一定的韧性和弹性、不易散碎,气味清香、无任何苦涩和酸败气味者为上品。

4.大白菜以菜身干净,菜心结球,菜叶软糯,老帮少,根小,纤维少,叶帮嫩,叶多者为上品。

5.卷心菜以鲜嫩清洁,无烂叶、大根和泥土,无机械损伤和病虫害,叶球包得紧实者为佳。

6.冬笋为冬季竹在地下的嫩茎,色嫩黄,肉厚质脆,味清鲜,为最佳。春笋为春季竹破土而出的毛笋,色黄、质嫩、味美,质量次于冬笋。笋鞭为夏秋时芽横向生长成的鞭的先端幼嫩部分,笋体瘦长,色白质脆、味鲜,但质量最差。

7.莴苣一般以外形直、粗长、皮薄、质脆、水分足、不萎蔫、不空心、无泥土者为佳。

8.马铃薯以皮薄体大、表面光滑、芽眼浅、肉质细密者为好。

9.藕以头小、身粗、皮白,第一节壮大,肉质脆嫩,水分多,藕身无伤烂变色,不断节,无干缩者为佳。

10.胡萝卜以粗壮、光滑、形状整齐、肉厚、不糠、无机械损伤、无虫蛀、无裂开、脆甜多汁者为佳。

11.黄瓜以条头均匀、瓜体细直、皮薄、肉厚、瓤少、肉质脆嫩、味清香者为好。

12.番茄一般以果形端正、无裂口、无挤压、成熟适度、酸甜可口、肉厚者为佳。

13.干香菇以气香浓、菇肉厚实、个头大、形状完整均匀、黄褐色或黑褐色、菇面微带白霜、裂而有花纹、菇柄短而粗壮、干燥者为上品。

14.干木耳以干燥、朵大、肉厚、黑亮、整形不碎、无杂质泥沙者为佳。

15.鲜肉应表皮无斑痕、无暗红色弥漫性出血，具有正常鲜肉的气味，无血腥味，肉质紧密、富有弹性，用手指按压凹陷后会立即复原，脂肪呈白色或乳白色，有光泽。

16.鲜鱼应眼球饱满突出，角膜透明清亮、有弹性；鳃丝清晰呈鲜红色，黏液透明，具有海水鱼的咸腥味或淡水鱼的土腥味，无异臭；鳞片有光泽且与鱼体贴附紧密，不易脱落（鲳、大黄鱼、小黄鱼除外）；鱼肉坚实有弹性，指压后凹陷立即消失，切面有光泽；腹部正常，不膨胀，肛孔白色、凹陷。

17.鲜蛋应蛋壳清洁、完整，壳上有一层白霜，色泽鲜明；手握蛋摇动，听其声音，无声；向蛋壳上轻轻哈一口气，然后用鼻子嗅其气味，有轻微的生石灰味；灯光透视，整个蛋呈微红色，蛋黄略见阴影或无阴影，且位于中央，不移动。

（三）预包装食品的选择

目前，市场上很多零售的食品都是预包装食品。选购预包装食品时，就无法像选购散装食品那样较为全面地通过感官评价来判断其品质优劣。根据《中华人民共和国食品安全法》，预包装食品的包装上应当有标签。标签应当标明：食品名称、配料清单、净含量和沥干物（固形物）含量、制造者和经销者的名称和地址、日期标示和贮藏说明（应清晰地标示预包装食品的生产日期或包装日期和保质期）、产品标准号、质量（品质）等级、其他强制标示内容（如辐照食品、转基因食品等）。标签上缺少以上标示内容中任一项的，都是人们俗称的"三无食品"，千万不能选购。此外，在选购预包装食品时，还应阅读营养标签，包括营养成分表、营养声称和营养成分功能声称。蛋白质、脂肪、碳水化合物、钠4个核心营养素是强制标示的营养成分，通过营养标签，可判断该食品是否符合选购要求。因此，在选购预包装食品时，一定要养成阅读标签的习惯，特别是制造者

(生产厂家)、生产日期、保质期(或保存期)、配料清单、质量(品质)等级。

如,小阳同学要购买低脂纯牛奶,首先看食品名称是否是纯牛奶,再看有无产品信息(确定不是"三无食品"),然后看是否是低脂牛奶(对于牛奶而言,一般要标明全脂、低脂、脱脂以及高钙等信息),最后核实生产日期和保质期(应考虑在食用完之前不能超过保质期)。

又如,小阳要购买制作蛋糕的低筋面粉,方法同上,只是面粉品质标示的方式很多,有的标示低筋面粉,有的标示蛋糕专用面粉,有的在用途中写出可以用于制作蛋糕等,这些都是能制作蛋糕的面粉,均可选购。

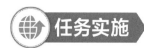 **任务实施**

一、请根据平衡膳食宝塔,拟定出食材采购清单

食材采购清单

采购人:		采购时间: 地点:
原材料	数量	判断标准

二、以小组为单位挑选出优质、新鲜的原材料

任务评价

班级		学生姓名		学号			
组别		同组成员					

评价项目	评价内容	学生自评(20%)	小组互评(20%)			行业评价(30%)	教师评价(30%)
职业素养(40%)	1.遵守劳动纪律,不旷课迟到早退(5分) 违规一次扣0.5分,扣完为止						
	2.遵守实训规章制度(5分) 违规一次扣0.5分,扣完为止						
	3.团队合作精神(10分) (1)团队成员互相信任、互帮互助、协作配合,具有集体荣誉感(10分) (2)在老师的帮助下能与团队协作(5分) (3)不能与团队合作(0分)						
	4.职业意识(8分) (1)能自觉展现"尊老、敬老、爱老"的职业意识,"安全第一、质量至上"的饮食观(8分) (2)在老师的指导下能较好地展现(5分) (3)不能很好地展现(3分)						
	5.学习态度(6分) (1)积极主动地获取知识、认真严谨(6分) (2)学习积极性不高、被动地学习(2分)						
	6.创新及反思意识(6分) (1)学习活动中具有创新意识,能够积极反思设计过程中的疏漏或可以改进的地方,总结经验教训(6分) (2)完成任务后不主动总结经验教训(3分)						
知识技能(60%)	能按照要求完成课前任务(5分),一般(3分),未完成(1分)						
	能写出种类丰富、营养均衡的食材采购清单(10分),少1个扣2分。						
	能写出优质新鲜原材料的特点(15分),且挑选出优质新鲜的原材料(15分),错一处扣2分。						
	按要求完成课后任务(5分),一般(3分)						
合计							
总计(综合成绩)							

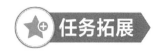

牛奶及乳制品的挑选

老年人膳食指导建议每日应摄入250～300克鲜牛奶或相当量的奶制品。牛奶的营养价值高,不仅富含优质蛋白质,能提供人体所必需的氨基酸,还含有丰富的易于人体吸收的钙,是钙的天然优质来源,长期饮用可预防骨质疏松。此外,牛奶中的维生素种类齐全,其含有的脂溶性维生素是果蔬维生素无法替代的。对于中老年人来说,牛奶还有一大好处,与许多动物性蛋白胆固醇较高相比,牛奶中胆固醇的含量较低,并且牛奶中某些成分,还有降低胆固醇的作用。

那么牛奶应该如何挑选呢?

项目二　为老年人定制食谱

能根据《中国居民膳食指南(2022)》和平衡膳食宝塔,为老年人配制出健康食谱,是老年陪护员、健康照护员应具备的基本能力。通过本项目的学习,学生应能用营养计算法配制食谱,有益于学生将合理营养、均衡膳食的理念用于生活实践。

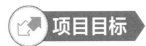 项目描述

夕阳红养老院为让老年人吃得满意、吃得健康,安排小阳同学为养老院的健康老年人(没有特殊膳食要求的老年人)制定一周食谱。

项目目标

➷ 知识目标

1.掌握老年人的日常饮食特点;

2.掌握营养计算法配制食谱的原理和方法;

3.用食物交换份法配制新食谱。

➷ 能力目标

1.能确定符合老年人饮食习惯的菜品;

2.能使用营养计算法配制出一日食谱;

3.能使用食物交换份法配制出新食谱。

➷ 素养目标

1.养成认真细致的工作态度;

2.增强对老年人的爱心、耐心和责任心。

任务一　为老年人确定三餐菜品

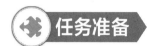 **任务描述**

　　小阳同学已经按采购清单买回了食物原材料,但面对种类繁多的食材,小阳同学犯难了:什么菜品既健康营养又受老年人喜欢呢?

　　根据上述情境,请同学们调查身边老年人的饮食习惯,帮助小阳同学拟定一日三餐的菜品,要求食物种类不低于12种。

任务准备

☞ **材料准备**

序号	名称	数量	用途
1	老年人日常饮食特点调查表	每组1张	记录老年人日常饮食特点
2	菜谱表	每组1份	记录菜品

☞ **课前准备**

学生自行了解老年人的日常饮食特点。

☞ **知识准备**

一、老年人的饮食特点

　　老年人消化功能降低,心血管系统及其他器官都有不同程度的变化。为了保持健康的体魄,老年人的饭菜应该进行特殊制作,使其具备八个特点,就是:香、好、杂、少、细、烂、热、淡。

　　香。老年人味觉、食欲较差,吃东西常觉得缺滋少味。因此,为老年人做饭菜要注意色、香、味。

　　好。老年人体内代谢以分解代谢为主,需用较多的蛋白质来补偿组织蛋白的消耗。因此,应多吃鸡肉、鱼肉、兔肉、羊肉、牛肉、瘦猪肉以及豆类制品,这些食品所含蛋白质均属优质蛋白,营养丰富,容易消化。

杂。蛋白质、脂肪、碳水化合物、维生素、无机盐和水是人体所必需的六大营养素,这些营养素广泛存在于各种食物中。为平衡营养,保持身体健康,各种食物都要吃,每天的主副食品应尽量保持10种左右。新鲜蔬菜是老年人健康的朋友,它不仅含有丰富的维生素和矿物质,还有较多的纤维素,对保护心血管和防癌防便秘有重要作用,每天的蔬菜摄入量应不少于250克。

少。研究表明,过分饱食对健康有害,老年人每餐应以八九分饱为宜,尤其是晚餐。

细。老年人大多牙齿不好,往往没有完全咀嚼便吞咽下去,久而久之对健康不利。所以食物要细,难以咀嚼的东西要粉碎。

烂。老年人牙齿常有松动和脱落,咀嚼肌变弱,消化液和消化酶分泌量减少,胃肠消化功能降低。因此,饭菜要做得软一些,烂一些。

热。老年人对寒冷的抵抗力差,如吃冷食可能引起胃壁血管收缩,供血减少,并反射性引起其他内脏血循环量减少,不利于健康。因此,老年人的饮食应稍热一些,以适宜入口进食为准。

淡。有些老年人口味重,殊不知,盐吃多了会给心脏、肾脏增加负担,易引起血压升高。为了健康,老年人每天吃盐应在5克以内为宜。

二、适合老年人的烹饪方法

老年人的消化系统等生理机能在逐渐下降,因此日常饮食除了要注意营养丰富、合理搭配外,还需要注意烹饪的方式和细节。烹饪方式应多用蒸、煮、炖、炒的方式,避免重油、重盐、重辣。

绿叶菜通常叶片比较大,老年人不便入口,应把它撕成小片或切碎,易于食用;对于豆芽、芹菜、韭菜等富含膳食纤维的蔬菜,应该切成适口长度并适当增加烹饪时间。含草酸较多的蔬菜,如菠菜、苋菜等,应先焯水,提高膳食中钙的吸收利用率。食用肉时,应选择肉质较嫩的部位,比较容易咀嚼。处理鱼、虾时,应剔除刺、骨、壳等不可食用部分,以免卡住喉咙;煮面条时,较长的面条不易入口,可以将面条剪断。

一、写出老年人的日常饮食特点。

二、拟定一日三餐菜品。

姓名：	班级：	共计食物原料( )种
	菜品	原料
早餐		
午餐		
晚餐		

任务评价

班级				学生姓名			学号		
组别		同组成员							
评价项目	评价内容		学生自评(20%)		小组互评(20%)		行业评价(30%)	教师评价(30%)	
职业素养(40%)	1.遵守劳动纪律,不旷课迟到早退(5分)违规一次扣0.5分,扣完为止								
	2.遵守实训的规章制度(5分)违规一次扣0.5分,扣完为止								
	3.团队合作精神(10分) (1)团队成员互相信任、互帮互助、协作配合,具有集体荣誉感(10分) (2)在老师的帮助下能与团队协作(5分) (3)不能与团队合作(0分)								
	4.职业意识(8分) (1)能自觉展现"尊老、敬老、爱老"的职业意识,"安全第一、质量至上"的饮食观(8分) (2)在老师的指导下能较好地展现(5分) (3)不能很好地展现(3分)								

评价项目	评价内容	学生自评(20%)	小组互评(20%)		行业评价(30%)	教师评价(30%)
职业素养(40%)	5.学习态度(6分) (1)积极主动地获取知识、认真严谨(6分) (2)学习积极性不高、被动地学习(2分)					
	6.创新及反思意识(6分) (1)学习活动中具有创新意识,能够积极反思设计过程中的疏漏或可以改进的地方,总结经验教训(6分) (2)完成任务后不主动总结经验教训(3分)					
知识技能(60%)	能按照要求完成课前任务(5分),一般(3分),未完成(1分)					
	能写出老年人的饮食特点(20分),少1个扣2分。					
	能按要求写出一日三餐的菜品(30分),错一处扣3分					
	按要求完成课后任务(5分),一般(3分)					
合计						
总计(综合成绩)						

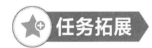 任务拓展

剩菜剩饭的合理处理

由于放置的时间较长,剩菜、剩饭不仅营养价值会降低,处理不当还容易滋生微生物,产生毒素,引起食物中毒。剩饭剩菜中亚硝酸盐的含量会随存放日期逐渐增加,而亚硝酸盐为强致癌物,经常食用放置过久的剩饭剩菜,会增加患胃癌、食管癌、肝癌等消化系统肿瘤的风险。因此,我们在做饭或在外就餐的时候,应尽量掌握好饭菜的量,争取每餐都吃新鲜饭菜。

但是在生活中,我们经常不可避免地会剩菜、剩饭。节约是中华民族的传统美德,往往这些剩菜、剩饭都会留在下一顿再吃,那么,我们究竟怎么处理才有利于健康呢?哪些剩菜剩饭能保存,哪些不该保存?

任务二 营养计算法配制一日食谱

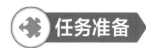 **任务描述**

　　小阳同学已经确定了适合老年人的菜品,但是对每餐应该做多少食物还是毫无头绪。若食物摄入过多,会导致肥胖;若食物摄入不够,又会导致营养不良。

　　根据上述情境,请同学们选定一位配餐对象,帮助小阳使用营养计算法配制一日食谱。

任务准备

☞ **材料准备**

序号	名称	数量	用途
1	中国居民膳食能量需要量表	1张	确定老年人能量水平
2	食谱	每组1张	记录
3	计算器	每组1个	计算
4	常见食物营养成分表	1张	计算食物数量

☞ **课前准备**

学生自行预习营养计算法配制食谱的步骤。

☞ **知识准备**

一、确定配餐对象全日能量水平

　　人体每天都需要从膳食中获取各种营养物质来维持健康。如果长期摄取某种营养素不足或过多,就可能发生相应的营养缺乏或过剩的问题。为了帮助人们合理地摄入各种营养素,中国营养学会制定了中国居民膳食营养素参考摄入量的表格。

人群	能量/(MJ/d)						能量/(kcal/d)					
	身体活动水平(轻)		身体活动水平(中)		身体活动水平(重)		身体活动水平(轻)		身体活动水平(中)		身体活动水平(重)	
	男	女	男	女	男	女	男	女	男	女	男	女
0岁—	—	—	0.38 MJ/(kg·d)	0.38 MJ/(kg·d)	—	—	—	—	90 kcal/(kg·d)	90 kcal/(kg·d)	—	—
0.5岁—	—	—	0.33 MJ/(kg·d)	0.33 MJ/(kg·d)	—	—	—	—	80 kcal/(kg·d)	80 kcal/(kg·d)	—	—
1岁—	—	—	3.77	3.35	—	—	—	—	900	800	—	—
2岁—	—	—	4.60	4.18	—	—	—	—	1100	1000	—	—
3岁—	—	—	5.23	5.02	—	—	—	—	1250	1200	—	—
4岁—	—	—	5.44	5.23	—	—	—	—	1300	1250	—	—
5岁—	—	—	5.86	5.44	—	—	—	—	1400	1300	—	—
6岁—	5.86	5.23	6.69	6.07	7.53	6.90	1400	1250	1600	1450	1800	1650
7岁—	6.28	5.65	7.11	6.49	7.95	7.32	1500	1350	1700	1550	1900	1750
8岁—	6.90	6.07	7.74	7.11	8.79	7.95	1650	1450	1850	1700	2100	1900
9岁—	7.32	6.49	8.37	7.53	9.41	8.37	1750	1550	2000	1800	2250	2000
10岁—	7.53	6.90	6.58	7.95	9.62	9.00	1800	1650	2050	1900	2300	2150
11岁—	8.58	7.53	9.83	8.58	10.88	9.62	2050	1800	2350	2050	2600	2300
14岁—	10.46	8.37	11.92	9.62	13.39	10.67	2500	2000	2850	2300	3200	2500
18岁—	9.41	7.53	10.88	8.79	12.55	10.04	2250	1800	2600	2100	3000	2400
50岁—	8.79	7.32	10.25	8.56	11.72	9.83	2100	1750	2450	2050	2800	2350
65岁—	8.56	7.11	9.83	8.16	—	—	2050	1700	2350	1950	—	—
80岁—	7.95	6.28	9.20	7.32	—	—	1900	1500	2200	1750	—	—
孕妇(早)	—	+0	—	+0	—	+0	—	+0	—	+0	—	+0
孕妇(中)	—	+1.26	—	+1.26	—	+1.26	—	+300	—	+300	—	+300
孕妇(晚)	—	+1.88	—	+1.88	—	+1.88	—	+450	—	+450	—	+450
乳母	—	+2.09	—	+2.09	—	+2.09	—	+500	—	+500	—	+500

通过上表,可查明配餐对象全日能量水平。例如,某男性,85岁,轻体力活动,查表后可得该老年男性每日所需总能量为1900千卡。

二、计算三大功能营养素的需要量

按照中国营养学会的推荐摄入量,脂类应占20%~30%,蛋白质占10%~15%,碳水化合物占55%~65%。每克脂肪可以提供能量9千卡,每克糖和蛋白质能提供能量4千卡。

假定该配餐对象碳水化合物、脂类、蛋白质的供能占比分别是60%,25%,15%,则可以计算出该配餐对象碳水化合物、脂类、蛋白质的需要量:

碳水化合物:1900(千卡)×60%÷4(千卡/克)=285(克)

脂类:1900(千卡)×25%÷9(千卡/克)=53(克)

蛋白质:1900(千卡)×15%÷4(千卡/克)=71(克)

三、确定三大营养素的三餐分配

"早吃好,午吃饱,晚吃少"是比较合理的分配方法。一般来说,早餐占全天总能量的30%、午餐占40%、晚餐占30%比较健康。

因此,该配餐对象三大营养素的三餐分配比例为:

	早餐(30%)	午餐(40%)	晚餐(30%)
碳水化合物	285×30%=85.5(g)	285×40%=114(g)	285×30%=85.5(g)
脂类	53×30%=15.9(g)	53×40%=21.2(g)	53×30%=15.9(g)
蛋白质	71×30%=21.3(g)	71×40%=28.4(g)	71×30%=21.3(g)

四、确定主食和副食的品种

通过之前的学习,我们已经拟定适合老年人食用的菜品,挑选出菜谱中的主食和副食,如下表所示:

	主食	副食
早餐	馒头	全脂牛奶、鸡蛋
午餐	米饭	草鱼、蔬菜
晚餐	米饭	猪里脊、蔬菜

五、计算主食和副食的数量

通过《常见食物营养成分表》,可找到常见食物的营养素含量。例如,

100克馒头(标准数)中含有碳水化合物42.5克、蛋白质9.9克。

常见食物营养成分表(按每种食物100克计)

	水分 (g)	蛋白质 (g)	脂肪 (g)	碳水化合 物(g)	热量 (kcal)	钙 (mg)	磷 (mg)	钾 (mg)	钠 (mg)
主食、豆类及豆制品									
稻米(糙)	13.0	8.3	2.5	74.2	353	14	285	172	1.7
稻米	13.0	7.8	1.3	76.6	349	9	203	110	3.5
富强粉	13.0	7.8	1.4	75.0	350	25	162	127	1.3
标准粉	12.0	9.4	1.8	74.6	354	38	268	195	1.8
面条	33.0	9.9	1.4	56.4	267	60	203	—	—
挂面	14.1	7.4	1.7	70.4	324	88	260		
馒头 (富强粉)	44.0	9.6	0.2	48.8	221	19	88	—	—
馒头 (标准数)	44.0	9.9	1.8	42.5	226	38	368	—	—
烧饼	34.0	7.4	1.4	55.9	266	29	200		
火烧	34.0	7.2	2.6	54.5	270	43	171	—	—
油条	31.2	7.8	10.4	47.7	316	25	153	411	1230
小米	11.1	9.7	3.5	72.8	362	29	240	239	1.9
玉米面	13.4	8.4	4.3	70.2	353	34	—	494	1.6
窝窝头	54.0	7.2	3.2	33.3	191	33	151	—	—
黄豆	10.2	36.6	18.4	25.3	412	367	571	1810	1.0
小豆	9.0	21.7	0.8	60.7	337	76	386	1230	1.9
绿豆	9.5	23.8	3.5	58.8	335	80	360	1290	2.1
豆浆	91.8	4.4	1.8	1.5	40	25	45	110	6.1
豆腐脑	91.3	5.3	1.9	0.5	40	20	56	—	—
豆腐(南)	90.0	4.7	1.3	2.8	60	240	64	130	4.6
豆腐(北)	85.0	7.4	3.5	2.7	72	277	57	163	8.6
油豆腐	45.2	24.6	20.8	7.5	316	156	299	149	17.6
豆腐干	64.9	19.2	6.7	6.7	164	117	204	160	835.0
豆腐干(熏)	65.2	18.9	7.4	5.9	166	102	205	162	959.0

续表

	水分 (g)	蛋白质 (g)	脂肪 (g)	碳水化合物(g)	热量 (kcal)	钙 (mg)	磷 (mg)	钾 (mg)	钠 (mg)
腐竹	7.1	50.5	23.7	15.3	477	280	598	705	16.6
豆腐丝	59.0	21.6	7.9	6.7	184	284	291	1306	57.6
红腐乳	55.5	14.6	5.7	5.8	133	167	200	269	—
黄豆芽	77.0	11.5	2.0	7.1	92	68	102	330	47.0
绿豆芽	91.9	3.2	0.1	3.7	29	23	51	160	19.0
蔬菜类									
甘薯	67.1	1.8	0.2	29.5	127	18	20	503	4.0
马铃薯	79.9	2.3	0.1	16.6	77	11	64	502	2.2
山药	82.6	1.5		14.4	64	14	42	452	31.9
胡萝卜	89.6	0.6	0.3	7.6	35	32	30	217	66.0
白萝卜	91.1	0.6		5.7	25	49	34	196	71.0
红萝卜(大)	91.9	0.8	0.1	6.6	30	61	28	280	58.0
苤蓝	93.7	1.6	—	2.7	17	22	33	298	40.0
姜	87.0	L4	0.7	8.5	46	20	45	387	—
冬笋	88.1	41	0.1	5.7	40	22	56	587	1.6
大白菜	954	1.1	0.2	2.4	16	41	35	199	70.0
小白菜	93.3	2.1	0.4	2.3	21	163	48	274	92.0
油菜	93.5	2.6	0.4	2.0	22	140	30	346	66.0
圆白菜	94.4	1.1	0.2	3.4	20	32	24	200	45.0
雪里红	9L0	2.8	0.6	2.9	28	235	64	401	41.9
菠菜	9L8	2.4	0.5	3.1	27	72	53	502	98.6
莴苣	96.4	0.6	0.1	1.9	11	7	31	318	31.0
茴香	92.9	2.3	03	2.2	21	159	34	321	187.0
芹菜	94.3	2.2	03	1.9	19	160	61	163	328.0
韭菜	92.0	2.1	0.6	3.2	27	48	46	290	11.7
韭黄	93.7	2.2	03	2.7	22	10	9	197	4.2
青蒜	89.4	3.2	03	4.9	35	30	41	340	11.1
蒜苗	86.4	1.2	03	9.7	46	22	53	183	5.3

	水分（g）	蛋白质（g）	脂肪（g）	碳水化合物（g）	热量（kcal）	钙（mg）	磷（mg）	钾（mg）	钠（mg）
大蒜	69.3	4.4	0.2	23.6	113	5	44	130	8.7
大葱	91.6	1.0	03	6.3	32	12	46	466	3.5
小葱	92.5	1.4	03	4.1	25	63	28	226	7.7
葱头	88.3	1.8	—	8.0	39	40	50	138	6.7
茭白	92.1	1.5	0.1	4.6	25	4	43	284	7.3
菜花	92.6	2.4	0.4	3.0	25	18	53	316	38.2
南瓜	97.8	03	—	1.3	6	11	9	69	11.0
冬瓜	96.5	0.4	—	2.4	11	19	12	136	7.5
黄瓜	96.9	0.6	0.2	1.6	11	19	29	234	14.0
茄子	93.2	2.3	0.1	3.1	23	22	31	214	1.2
番茄	95.9	0.8	03	2.2	15	8	24	191	5.2
辣椒	92.4	1.6	0.2	4.5	26	12	40	300	12.0
柿子椒	93.9	0.9	0.2	3.8	21	11	27	180	9.4
大头菜	50.3	4.0	—	23.5	110	354	123	981	—
芥菜头（酱）	71.6	2.8	—	9.9	51	109	65	332	42.0
花生（炒）	3.4	26.7	41.2	23.0	573	71	399	1004	—
油类									
猪油	1.0	—	99	—	891	—	—	—	—
植物油	—	—	100	—	900	—	—	—	—
鱼肉类									
猪肉（肥瘦）	29.3	9.5	50.8	0.9	580	6	101	330	11.0
猪肉（肥）	6.0	2.2	90.8	0.9	830	1	26	162	—
牛肉（肥瘦）	68.6	20.1	10.2	—	172	7	170	378	—
羊肉	58.7	11.1	28.8	0.6	307	—	—	249	—
大黄鱼	81.1	17.6	0.8	—	78	33	135	227	59.0
墨鱼	84.0	13.0	0.7	1.4	64	14	150	150	117.0
河蟹	710	14.0	5.9	7.4	139	129	145	259	—
海带	12.8	8.2	0.1	56.2	258	1177	216	1503	

续表

	水分(g)	蛋白质(g)	脂肪(g)	碳水化合物(g)	热量(kcal)	钙(mg)	磷(mg)	钾(mg)	钠(mg)
紫菜	10.3	28.2	0.2	48.5	399	343	457	1640	670.0
乳制品									
牛乳(淡)	74.0	7.8	7.5	9.0	135	240	195	157	49.0
牛乳粉(全)	2.0	20.2	30.6	35.5	522	1030	883	—	—
禽蛋类									
鸡	71.2	21.5	2.5	0.7	111	11	190	340	12.0
鸡蛋	71.0	14.7	11.6	1.6	170	55	210	60	73.0
松花蛋	71.7	13.1	10.7	22	158	58	200	70	740.0

1.早餐

该老年男性早餐需要摄入1个鸡蛋约50克,则鸡蛋提供能量为170×0.5=85千卡,提供蛋白质14.7×0.5=7.25克,提供脂肪11.6×0.5=5.8克,提供碳水化合物1.6×0.5=0.8克。

一盒牛奶250毫升(约257.5克),则牛奶提供能量为135×2.575≈347.6千卡,提供蛋白质7.8×2.575≈20克,脂肪7.5×2.575≈19.3克,碳水化合物9×2.575≈23.1克。

该老年男性早餐需要碳水化合物86克,则馒头需要提供碳水化合物86−0.8−23.1=62.1克,查表可知馒头的碳水化合物为42.5%,则馒头需要62.1÷42.5%≈146克;馒头提供的蛋白质为146×9.9%≈14.5克;馒头提供脂肪146×1.8%≈2.6克。

则该老年男性早餐需要鸡蛋50克、牛奶250毫升、馒头146克。

2.午餐

该老年男性午餐需要碳水化合物114克,以米饭为主食,查表可知米饭的碳水化合物为76.6%,则米饭需要量为114÷76.6%≈148.8克,米饭提供蛋白质为148.8×7.8%≈11.6克,提供脂肪148.8×1.3%≈1.9克。

该老年男性午餐需要蛋白质28克,则大黄鱼需要提供蛋白质28−11.6=16.4克,查表可知大黄鱼的蛋白质为17.6%,则需要大黄鱼16.4÷17.6%≈93.2克,提供脂肪93.2×0.8%≈0.7克;

则该老年男性午餐需要米饭148.8克、草鱼93.2克、蔬菜待定。

3.晚餐

该老年男性晚餐需要碳水化合物86克,以米饭为主食,查表可知米饭的碳水化合物为76.6%,则米饭需要量为86÷76.6%≈112.2克,米饭提供蛋白质为112.2×7.8%≈8.9克;提供脂肪112.2×1.3%≈1.4克。

该老年男性晚餐需要蛋白质21克,则牛肉需要提供蛋白质21-8.9=12.1克,查表可知牛肉的蛋白质为20.1%,则需要牛肉12.1÷20.1%≈60.1克,提供脂肪60.1×10.2%≈6.1(克)。

则该老年男性晚餐需要米饭112.2克、牛肉60.1克、蔬菜待定。

六、计算烹调用油的量

该配餐对象的全日脂肪需要量为53克,减去馒头、米饭、牛奶、鸡蛋、大黄鱼、牛肉提供的脂肪量,得出烹调油的用量为15.2克,则午餐和晚餐各使用烹调油7.6克。

七、确定蔬菜、水果的需要量

根据平衡膳食宝塔的建议,确定出蔬菜和水果的需要量:水果300克、蔬菜400克。该配餐对象早餐搭配猕猴桃100克、午餐搭配柑橘200克。午餐搭配白菜200克,晚餐搭配胡萝卜100克、空心菜100克。

八、食谱的初步确定

姓名:	班级:	共计食物原料(13)种
	菜品	原料
早餐	煮鸡蛋、牛奶、蒸馒头、猕猴桃泥	鸡蛋50 g、全脂牛奶250 mL、馒头146 g、猕猴桃100 g
午餐	白米饭、清蒸大黄鱼、清炒白菜、柑橘	米饭148.8 g、大黄鱼93.2 g、白菜200 g、食用油7.6 g、柑橘100 g
晚餐	白米饭、胡萝卜炒牛肉、清炒空心菜	米饭112.2 g、牛肉60.1 g、胡萝卜100 g、空心菜100 g、食用油7.6 g

九、食谱的复核及调整

食谱初步确定之后,由于忽略了蔬菜、水果类的能量计算,所以应该对食谱的营养素进行复核计算。

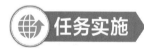 **任务实施**

选定配餐对象,独立使用营养计算法,完成一日食谱配制,完成表格。

一、确定能量。

夕阳红养老院XXX老年人一日能量需要量			
年龄:	性别:	劳动强度:	能量:

二、计算碳水化合物、脂肪和蛋白质的需要量。

夕阳红养老院XXX老年人一日功能营养素需要量			
营养素	每克提供能量	功能比	需要量
碳水化合物			
脂类			
蛋白质			

三、确定三大营养素的三餐分配。

	早餐(%)	午餐(%)	晚餐(%)
碳水化合物			
脂类			
蛋白质			

四、确定主食和副食的品种。

	主食	副食
早餐		
午餐		
晚餐		

五、计算主食和副食的数量。

	食物	提供的蛋白质量	提供的脂肪量	提供的碳水化合物量	克重
早餐					
午餐					
晚餐					

六、计算烹调用油的量。

全日脂肪摄入量(　　　)−主食和副食食物中的脂肪量(　　　)=烹调用油量
(　　　)

七、确定蔬菜、水果需要量。

	每日摄入量	具体食物及数量
水果		
蔬菜		

八、食谱的初步确定。

姓名：	班级：	共计食物原料(　　　)种	
	菜品	原料	
早餐			
午餐			
晚餐			

九、食谱的复核及调整

任务评价

班级			学生姓名		学号	
组别		同组成员				

评价项目	评价内容	学生自评(20%)	小组互评(20%)			行业评价(30%)	教师评价(30%)
职业素养(40%)	1.遵守劳动纪律,不旷课迟到早退(5分) 违规一次扣0.5分,扣完为止						
	2.遵守实训的规章制度(5分) 违规一次扣0.5分,扣完为止						
	3.团队合作精神(10分) (1)团队成员互相信任、互帮互助、协作配合,具有集体荣誉感(10分) (2)在老师的帮助下能与团队协作(5分) (3)不能与团队合作(0分)						
	4.职业意识(8分) (1)能自觉展现"尊老、敬老、爱老"的职业意识,"安全第一、质量至上"的饮食观(8分) (2)在老师的指导下能较好地展现(5分) (3)不能很好地展现(3分)						
	5.学习态度(6分) (1)积极主动地获取知识、认真严谨(6分) (2)学习积极性不高、被动地学习(2分)						
	6.创新及反思意识(6分) (1)学习活动中具有创新意识,能够积极反思设计过程中的疏漏或可以改进的地方,总结经验教训(6分) (2)完成任务后不主动总结经验教训(3分)						
知识技能(60%)	能按照要求完成课前任务(5分),一般(3分),未完成(1分)						
	能计算出三大营养素需要量(10分),错1个扣3分。						
	能计算出一日三餐主副食数量(20分),错一处扣2分						
	能按要求配制出食谱(30分),错一处扣3分						
	按要求完成课后任务(5分),一般(3分)						
合计							
总计(综合成绩)							

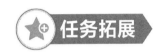

中国居民平衡膳食餐盘(2022)

平衡膳食餐盘描述了一个人一餐中食物的组成和大致比例,形象直观地展现了一餐膳食的合理组合与搭配。餐盘的图像提示更简单、直观、快捷,更易于我们理解日常餐盘里膳食的搭配构成。

中国居民平衡膳食餐盘适用于2岁以上的健康人群。餐盘将日常膳食分成谷薯类、蔬菜类、水果类、鱼肉蛋豆类四部分。蔬菜类和谷薯类所占比重最大,约分别占总膳食的35%;提供蛋白质的鱼肉蛋豆类所占比重最少,约占总膳食的15%;餐盘旁的牛奶杯提示了奶制品的重要性。

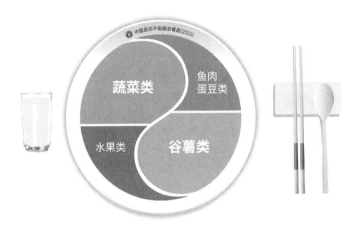

任务三　食物交换份法配制食谱

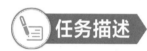 **任务描述**

　　小阳在同学们的帮助下,已经配制出了一日食谱,但每天吃相同的食物,老人们既会感到厌烦,也不符合合理营养、均衡膳食的科学理念。因此,小阳想再次请同学们帮忙,在一日食谱的基础上配制出更多的食谱。

　　根据上述情境,请同学们使用食物交换份法独立配制出新的食谱。

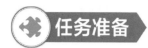 **任务准备**

☞ **材料准备**

序号	名称	数量	用途
1	每一交换份食品的产能营养素含量表	每组1份	确定食物的份数
2	各类食品的能量等值交换份表	每组1套	
3	计算器	每组1个	计算
4	食谱表	每组1份	配制食谱

☞ **课前准备**

学生自行预习食物交换份法配制食谱的原理和步骤。

☞ **知识准备**

食物交换份法。

一、食物交换份法的原理

　　根据所含类似营养素的量,可以把常用食物归为四类:

　　1.含碳水化合物丰富的谷薯类。

　　2.含维生素、矿物质和膳食纤维丰富的蔬菜、水果类。

　　3.含优质蛋白质丰富的肉、鱼、乳、蛋、豆及豆制品类。

　　4.含能量丰富的油脂、纯糖和坚果类。

各类食品、每一交换份食品中所含三大产能营养素的量,详见下表:

每一交换份食品的产能营养素含量表

组别	食品类别	每份质量(g)	能量(kcal)	蛋白质(g)	脂肪(g)	碳水化合物(g)	主要营养素
谷薯组	谷薯类	25	90	2.0	—	20.0	碳水化合物 膳食纤维
蔬果组	蔬果类	500	90	5.0	—	17.0	矿物质 维生素 膳食纤维
	水果类	200	90	1.0	—	21.0	
肉蛋组	大豆类	25	90	9.0	4.0	4.0	蛋白质
	奶类	160	90	5.0	5.0	6.0	
	肉蛋类	50	90	9.0	6.0		
油脂组	坚果类	15	90	4.0	7.0	2.0	脂肪
	油脂类	10	90	—	10.0	—	

注:1.食品交换份分为四大类(八小类),表中列出了有关名称和三大产能营养素。

2.90 kcal 约 376 kJ。

3.资料来源于北京协和医院。

谷薯类食品的能量等值交换份表

食品名称	质量(g)	食品名称	质量(g)
大米、小米、糯米、薏米	25	干粉条、干莲子	25
高粱米、玉米渣	25	油条、油饼、苏打饼干	25
面粉、米粉、玉米面	25	烧饼、烙饼、馒头	35
混合面	25	咸面包、窝窝头	35
燕麦片、莜麦面	25	生面条、魔芋生面条	35
荞麦面、苦荞面	25	马铃薯	100
各种挂面、龙须面	25	湿粉皮	150
通心粉	25	鲜玉米(1个,带棒心)	200
绿豆、红豆、芸豆、干豌豆	25		

注:每份谷薯类食品提供蛋白质2 g,碳水化合物20 g,能量376 kJ(90 kcal)。根茎类一律以净食部分计算。

蔬菜类食品的能量等值交换份表

食品名称	质量(g)	食品名称	质量(g)
大白菜 圆白菜 菠菜 油菜	500	白萝卜 青椒 茭白 冬笋	400
韭菜 茴香 茼蒿	500	倭瓜 南瓜 菜花	350
芹菜 丕蓝 莴笋 油菜苔	500	鲜豇豆 扁豆 洋葱 蒜苗	250
西葫芦 番茄 冬瓜 苦瓜	500	胡萝卜	200
黄瓜 茄子 丝瓜	500	山药 荸荠 藕 凉薯	150
芥蓝 瓢菜	500	慈菇 百合 芋头	100
蕹菜 苋菜 龙须菜	500	毛豆 鲜豌豆	70
鲜豆芽 鲜蘑菇 水浸海带	500		

注:每份蔬菜类食品提供蛋白质5g,碳水化合物17g,能量376kJ(90kcal),每份蔬菜一律以净食部分计算。

肉、蛋类食品能量等值交换份表

食品名称	质量(g)	食品名称	质量(g)
热火腿 香肠	20	鸡蛋(1大个 带壳)	60
肥瘦猪肉	25	鸭蛋 松花蛋(1大个 带壳)	60
熟叉烧肉(无糖)午餐肉	35	鹌鹑蛋(6个带壳)	60
熟酱牛肉 熟酱鸭 大肉肠	35	鸡蛋清	150
牛肉 羊肉	50	带鱼	80
排骨	50	草鱼 鲤鱼 甲鱼 比目鱼	80
鸭肉	50	大黄鱼 黑鲢 鲫鱼	80
鹅肉	50	对虾 青虾 鲜贝	80
兔肉	100	蟹肉 水发鱿鱼	100
鸡蛋粉	15	水发海参	350

注:每份肉类食品提供蛋白质9g,脂肪6g,能量376kJ(90kcal)。除蛋类为带壳重量,其余一律为净食部分计算。

大豆类食品能量等值交换份表

食品名称	质量(g)	食品名称	质量(g)
腐竹	20	北豆腐	100
大豆	25	南豆腐(嫩豆腐)	150
大豆粉	25	豆浆	400
豆腐丝 豆腐干 油豆腐	50		

注:每份大豆及其制品提供蛋白质9 g,脂肪4 g,碳水化合物4 g,能量376 kJ(90 kcal)。

二、食物交换份法的步骤

在进行食谱编制时,可根据配餐对象的能量水平及上述表中的食物份额,选择食物的种类和数量。

例如,配餐对象某男性,85岁,轻体力活动,查表可得该老年男性每日所需总能量1900千卡。

(一)确定每日所需的食物交换份数

1900千卡÷90=21(份)

(二)确定5大类食物的交换份数

查表可得5大类食物的交换份数为:主食类12份、果蔬类1.5份、鱼肉禽蛋类3.5份、乳类2份、油脂类2份。

不同能量膳食分配表

能量(kcal)	主食类	蔬菜类	鱼肉禽蛋类	乳类	水果类	油脂类	合计
1200	8	1	2	2	0	1.5	14.5
1400	9	1	3	2	0	1.5	16.5
1600	10	1	3.5	2	0.5	1.5	18.5
1800	12	1	3.5	2	0.5	2	21
2000	14	1	4	2	0.5	2	23.5
2200	16	1	4	2	0.5	2	25.5
2400	18	1	4.5	2	0.5	2	28

(三)确定食物份数的三餐分配比例

早、中、晚以3∶4∶3的比例分配,则得到早餐6.3份、午餐8.4份、晚餐6.3份。

将各类食物交换份数按饮食习惯分配到三餐中,如下表:

	总份数	谷薯类	蔬菜类	水果类	鱼肉禽蛋类	乳类	油脂类
		12	1	0.5	3.5	2	2
早餐	6.3	3.3			1	2	
午餐	8.4	4.4	0.5	0.5	2		1
晚餐	6.3	3.3	0.5		1.5		1

(四)将食物份数转化为具体食物数量

如早餐需要摄入谷薯类3.3份,相当于面包35克×3.3=115.5克;鱼肉禽蛋类1份,相当于1个鸡蛋60克;乳类2份,相当于牛奶160克×2=320克。

午餐需要摄入谷薯类4.4份,相当于大米25克×4.4=110克;蔬菜类0.5份,相当于黄瓜125克和大白菜125克;水果0.5份,相当于苹果100克;鱼肉禽蛋类2份,相当于鲫鱼160克;油脂类1份,相当于食用油10克。

晚餐摄入谷薯类3.3份,相当于大米25克×3.3=82.5克;蔬菜类0.5份,相当于菠菜250克;鱼肉禽蛋类1.5份,相当于北豆腐100克和猪肉25克;油脂类1份,相当于食用油10克。

结合老年人饮食习惯,选择合理烹调方式,整理得到以下食谱:

姓名: 班级:		共计食物原料(14)种
	菜品	原料
早餐	煮鸡蛋、牛奶、面包	鸡蛋60 g、全脂牛奶320 g、面包115.5 g、
午餐	白米饭、白菜鲫鱼汤、凉拌黄瓜、苹果	大米110 g、鲫鱼160 g、白菜125 g、食用油10 g、苹果100 g、黄瓜125 g
晚餐	白米饭、肉末豆腐、清炒菠菜	大米82.5 g、猪瘦肉25 g、北豆腐100 g、菠菜250 g、食用油10 g

(五)食谱的复核和调整

食物交换份法是一种比较粗略的方法,根据以上步骤设计出食谱后,还应对食谱进行复核,可利用配餐软件或食物营养成分表核算食谱提供的能量和营养素含量,与每日推荐摄入量相比较,相差10%以内,可认为合乎要求,否则需要调整食谱。

(六)新食谱的配制

食物交换份法操作简单,并且通过食物的同类互换,可以以一日食谱为模板,设计出新的食谱。

姓名:　　　班级:		共计食物原料(14)种
	菜品	原料
早餐	煮鸡蛋、牛奶、蒸窝窝头	鸡蛋60 g、全脂牛奶320 g、窝窝头115.5 g
午餐	白米饭、莴笋炒肉、凉拌茄子、香蕉	大米110 g、瘦猪肉100 g、莴笋125 g、食用油10 g、香蕉75 g、茄子125 g
晚餐	白米饭、豆腐虾球、丝瓜汤	大米82.5 g、对虾40 g、北豆腐100 g、丝瓜250 g、食用油10 g

🌐 任务实施

选定配餐对象,独立使用食物交换份法,完成新食谱配制。

一、确定每日所需的食物交换份数。

夕阳红养老院XXX老年人一日所需食物交换份数				
年龄:	性别:	劳动强度:	能量:	份数:

二、确定5大类食物的交换份数。

夕阳红养老院XXX老年人每日5大类食物的交换份数				
主食类:	果蔬类:	鱼肉禽蛋类:	乳类:	油脂类:

三、确定食物份数的三餐分配比例。

夕阳红养老院XXX老年人三餐的食物份数							
早餐占比:			午餐占比:		晚餐占比:		
	总份数	谷薯类	蔬菜类	水果类	鱼肉禽蛋类	乳类	油脂类
早餐							
午餐							
晚餐							

四、将食物份数转化为具体食物数量。

	姓名： 班级：	
	配餐对象年龄： 性别： 劳动强度：	
	菜品	原料,共计( )种
早餐		
午餐		
晚餐		

五、食谱的复核和调整。

任务评价

班级			学生姓名			学号		
组别		同组成员						
评价项目	评价内容		学生自评(20%)	小组互评(20%)			行业评价(30%)	教师评价(30%)
职业素养(40%)	1.遵守劳动纪律,不旷课迟到早退(5分) 违规一次扣0.5分,扣完为止							
	2.遵守实训规章制度(5分) 违规一次扣0.5分,扣完为止							
	3.团队合作精神(10分) (1)团队成员互相信任、互帮互助、协作配合,具有集体荣誉感(10分) (2)在老师的帮助下能与团队协作(5分) (3)不能与团队合作(0分)							
	4.职业意识(8分) (1)能自觉展现"尊老、敬老、爱老"的职业意识,"安全第一、质量至上"的饮食观(8分) (2)在老师的指导下能较好地展现(5分) (3)不能很好地展现(3分)							
	5.学习态度(6分) (1)积极主动地获取知识、认真严谨(6分) (2)学习积极性不高、被动地学习(2分)							

评价项目	评价内容	学生自评(20%)	小组互评(20%)				行业评价(30%)	教师评价(30%)
职业素养(40%)	6.创新及反思意识(6分) (1)学习活动中具有创新意识,能够积极反思设计过程中的疏漏或可以改进的地方,总结经验教训(6分) (2)完成任务后不主动总结经验教训(3分)							
知识技能(60%)	能按照要求完成课前任务(5分),一般(3分),未完成(1分)							
	能将确定出食物份数的三餐分配比例(30分),错1个扣3分。							
	能将食物份数转化为具体食物数量(20分),错一处扣2分							
	能确定每日所需的食物交换份数(10分),错一处扣2分							
	按要求完成课后任务(5分),一般(3分)							
合计								
总计(综合成绩)								

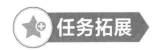

任务拓展

同类互换,享受营养与美味

假如人们每天都吃同样的菜品,难免生厌,合理营养也无从谈起了。除了食物交换份法,还有同类互换法可解决这个问题。

同类互换法就是以粮换粮、以豆换豆、以肉换肉。膳食宝塔每一类食物都有许多品种,虽然每种食物都不同,但同一类食物所含营养成分往往大体相近,在膳食中可以互相替换。例如大米可以和馒头、面条、面包互换,猪肉可以和鸡鸭牛羊兔互换。那到底要怎么进行互换呢?

项目三　老年疾病患者膳食指导

能根据中国居民膳食指南和不同病患的饮食原则,结合老年疾病患者的身体情况和饮食习惯,为患病老年人配制出食谱,是养老护理员应具备的基本能力。通过本项目的学习,学生应能够更加熟练地应用配制食谱的方法,将合理营养、均衡膳食和科学饮食调养的理念用于生活实践,帮助更多的患病老人。

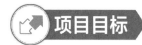

项目描述

小阳同学去夕阳红养老院参加社区服务,负责养老院中黄爷爷的日常饮食。黄爷爷,重庆人,年龄72岁,身高168厘米,体重63千克,退休中职教师,患有高血压、糖尿病和骨质疏松。小阳需要依据黄爷爷的身体状况,制订适合的食谱。

项目目标

✤ 知识目标

1.了解膳食因素对高血压疾病患者的影响;

2.了解糖尿病的膳食调养原则;

3.了解膳食营养对老年骨质疏松患者的积极影响。

✤ 能力目标

1.能为高血压患者制订饮食调养方案;

2.能运用食物交换法为糖尿病患者制订饮食调养方案;

3.能为老年骨质疏松患者提出饮食建议。

✤ 素养目标

1.养成认真仔细的工作态度;

2.培养对老年疾病患者的关爱之心。

任务一 老年高血压患者膳食指导

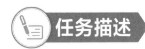 **任务描述**

根据饮食习惯和疾病状况,使用常用食材和器具为老年高血压患者黄爷爷制订食谱。

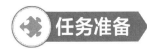 **任务准备**

👉 **材料准备**

序号	名称	数量	用途
1	体重体脂秤	每组1台	体重评估
2	食物成分表	一套	食物搭配评估
3	高血压与饮食视频	一段	学生学习

👉 **课前准备**

学生自行观看视频,了解高血压与饮食的关系。

👉 **知识准备**

高血压是指,以体循环动脉血压(收缩压和/或舒张压)增高为主要特征(收缩压≥140毫米汞柱,舒张压≥90毫米汞柱),可伴有心、脑、肾等器官的功能或器质性损害的临床综合征。

一、高血压的临床表现

高血压初期症状不明显,甚至无任何症状,仅在体检或因其他疾病就医时才偶然发现。高血压常见的症状有头晕、头痛、烦躁、心悸、失眠、注意力不集中、记忆力减退、肢体麻木等。高血压可致脑动脉硬化,使血管弹性减退,脆性增加,容易破裂出血。其中以鼻出血多见,其次是结膜出血、眼底出血、脑出血等,据统计,在大量鼻出血的病人中,大约80%患有高血压。

二、日常饮食对高血压的影响

(一)食盐

对于高血压来说,饮食方面的危险因素首先是盐的摄入量。经研究表明,盐的摄入与血压成正比,即人体摄取盐量越多血压就越高,日均摄盐量每增加1克,平均血压上升2毫米汞柱,低压上升1.7毫米汞柱。日本北部平均每人每天摄取盐量高达30克,高血压、脑卒中发病率明显高于世界平均水平。我国"南甜北咸"的饮食习惯与高血压发病率北高南低之势,也说明了盐与高血压的关系。

高盐饮食会加重心脏、肾脏的负荷,是心脑血管疾病的祸根。众所周知,食盐的主要成分是氯化钠,但人体对钠的需求量是很低的,成人每天需要氯化钠3~5克,如摄取钠过多会造成体内水潴留、血管内压力升高、阻力增大,使心脏负荷加重,久而久之造成心脏肥大、心衰、肾功能异常等难以治愈的疾病。

由此可见,限盐有益于高血压患者。低盐饮食是高血压患者的基础治疗方法之一,高血压早期或轻度高血压时,限盐就可能帮助血压恢复正常。中度高血压患者限制食盐也是有益的,可提高抗血压药物的效果,并使降压药的用量减少,这样既减少了大量使用降压药可能出现的副作用,也降低了医疗费用。

(二)钾和钙

高钾和高钙膳食可阻止或减轻高食盐诱导的高血压反应。含钾高的食物,可将体内多余的钠置换出去,达到降血压的作用。钙可促进尿钠排泄,减轻钠对血压的不利影响,有利于降低血压。据推算,日均摄钙量每增加100毫克,平均收缩压水平可下降0.33千帕(2.5毫米汞柱),舒张压水平下降0.17千帕(1.3毫米汞柱)。肾脏每排泄2300毫克钠离子,便会带走40~60毫克钙质。

(三)能量

流行病学显示,高血压的发病率随着体重的增加而明显增加。虽然高血压患者中体瘦的大有人在,但是肥胖者占多数,肥胖是导致高血压的一个很重要的因素。肥胖多是由于纤维性食物的摄入减少,脂肪、糖类等高热量食物的摄入增加,再加上运动减少导致的。肥胖导致腹部脂肪堆积,会明显增加心血管病的发生率。肥胖会使血管相对扩张,血液循环增加,为保持身体各部分充足的血液供应,必须增加心排出量,使得左心室代偿性肥厚,从而导致高血压的发生。

(四)脂肪

脂肪含有较高热量,过量摄入会造成体内能量过剩,增加高血压的发病率。然而不同的脂肪对血压变化具有不同影响。研究发现,饱和脂肪酸与多不饱和脂肪酸的比值,与高血压发病率呈正相关;多不饱和脂肪酸可对抗高血压和预防血栓形成。如亚油酸可转变成花生四烯酸,后者可合成前列腺素,前列腺素可促进肾血流量,促进尿钠和水的排泄,从而使血压下降。

(五)烟

吸烟有害健康,对血压有显著的影响。有研究发现,长期吸烟的人大动脉僵硬度高于不吸烟者。人在5分钟内吸完一支香烟后,血压和主动脉跳动速度较吸烟前显著升高。烟草中的尼古丁可引起小动脉的持续性收缩,时间长了小动脉壁的平滑肌会发生变性,血管内膜渐渐增厚,形成小动脉硬化,会使高血压进一步恶化。

(六)酒

有研究显示,饮酒会影响血压。少量或适量饮酒(每天摄入酒精10~30克)者的血压水平比不饮酒或戒酒者低,每天摄入酒精30克以上时,血压会随饮酒量的增加而显著升高。

三、高血压患者的饮食

(一)限制钠盐

世界卫生组织建议每人每天摄盐量应小于6克,这不仅指食盐,还包括味精、酱油等含盐调料和火腿、午餐肉等含盐食品及腌制品所含的盐量。据统计,我国每人每天摄入的盐在20克左右,远远超出了建议标准,因此,食盐的摄入量必须要限制。高血压患者少吃盐可促进治疗效果。长期保持每天摄入盐量低于6克的人,冠心病死亡率可大大降低。

结合老年人饮食习惯,整理了以下含钠食物食谱:

	可以吃	避免吃
谷薯类	大米、小麦、玉米等	咸味饼干、紫菜味饼干
蔬菜水果	各种新鲜蔬菜、水果	罐头菜、梅菜、咸酸菜、榨菜、酱菜、咸萝卜
肉、鱼、家禽、代替品	新鲜瘦猪肉	火腿、腌肉、罐头猪肉、肉酱、肉肠、叉烧、烧肉、卤肉
	新鲜牛肉	咸牛肉、牛肉罐头
	新鲜鱼	咸鱼、烟三文鱼、鱼罐头
	海鲜	虾米
	家禽及新鲜鸡蛋	盐焗鸡、烧鹅、烧鸭、咸蛋、皮蛋
奶类	牛奶	各类芝士
调味酱料	姜、葱、蒜、辣椒、芥末、香料、八角、醋、胡椒粉、咖喱粉	生抽、老抽、味精、蚝油、海鲜酱、豆瓣酱、虾酱、鱼酱、豆豉、腐乳、鸡精
其他	茶、咖啡、柠檬茶	话梅、陈皮、用盐炒的硬壳果仁、薯片

(二)补充钾、钙

研究结果证实,低钾饮食也会引起血压升高。可见,钾与血压的关系和钠与血压的关系正好相反。长期不注意钾的补充是引起血压升高的重要因素。人体有很强的自我调节功能,有时血钾在正常值范围,但骨骼肌肉内钾含量已经降低。只要我们每日均衡膳食,注意摄入一定量的含钾蔬菜、水果以及五谷杂粮(各种水果加起来每日400~500克,各种蔬菜500克左右),就不会缺钾。

含钾比较多的水果有香蕉、杏、橙子、哈密瓜、苹果等,蔬菜有土豆、菠菜、南瓜、番茄等。此外,各种豆类、牛奶、海鱼以及猪肉、牛肉中均含有较多的钾。

(三)控制能量摄入

肥胖的高血压患者,应控制总能量的摄入,使BMI<24千克每平方米。对于超重的患者,每日每千克体重摄入84~105千焦,或每日能量摄入水平比平时减少2092~4184千焦,折合成食物量,就是每日减少100~200克主食和烹饪油15~30克。

(四)限制脂类

减少脂肪摄入,减少食用烹调油。动物性食物的饱和脂肪和胆固醇是导致高血压患者脂代谢异常的因素,须严格限制。饱和脂肪主要存在于肥肉中,肥肉的脂肪含量高达90%。富含胆固醇的食物主要有动物内脏、肥肉、蟹黄、鱼子、蛋黄等。高血压患者每日烹调油用量应不超过25克,相当于2.5汤匙,可选用橄榄油等富含单不饱和脂肪酸的植物油。应适当控制食物胆固醇的摄入,适当增加多不饱和脂肪酸的摄入。由于高血压是动脉粥样硬化的主要诱因之一,故此类饮食也有助于预防缺血性心脏病。鱼类的油脂含有多不饱和脂肪酸,不仅具有降低血胆固醇的作用,还能改善血液凝固机制和血小板功能,从而起到预防血栓形成的作用。

(五)补充适量蛋白质

鱼类蛋白可使高血压及脑卒中的发生率降低。大豆蛋白虽无降压作用,但也能防止脑卒中的发生,这可能与氨基酸的组成有关。

(六)补充叶酸

降低同型半胱氨酸最有效的方法是补充叶酸,可以降低心脑血管疾病的发生率。叶酸在动物的肝脏中含量丰富,但食用过多会增加脂肪和胆固醇的摄入量,故患高血压的人要尽量限制它的摄入,以鱼、坚果、柑橘、绿叶蔬菜等为主。平衡膳食能够预防叶酸的缺乏。

(七)限制饮酒

高血压患者每日乙醇摄入量应限制在1个乙醇单位以内。1个乙醇单位为12克乙醇,相当于270毫升啤酒,100毫升葡萄酒,或30毫升40度的白酒。

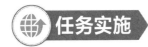 任务实施

一、营养评估。

二、老年高血压患者膳食原则。

三、制订老年高血压患者一日膳食食谱

姓名：_____ 组别：_____ 本人分工：_____

根据黄爷爷的身体状况,计算BMI:

高血压患者膳食原则:

类别	早餐	午餐	晚餐
主食			
蔬菜			
汤类			
水果			
坚果			
乳品			

存在的不足及原因分析:

任务评价

班级			学生姓名		学号	
组别		同组成员				
评价项目	评价内容		学生自评(20%)	小组互评(20%)	行业评价(30%)	教师评价(30%)
职业素养(40%)	1.遵守劳动纪律,不旷课迟到早退(5分) 违规一次扣0.5分,扣完为止					
	2.遵守实训的规章制度(5分)违规一次扣0.5分,扣完为止					

评价项目	评价内容	学生自评(20%)	小组互评(20%)				行业评价(30%)	教师评价(30%)
职业素养(40%)	3.团队合作精神(10分) (1)团队成员互相信任、互帮互助、协作配合,具有集体荣誉感(10分) (2)在老师的帮助下能与团队协作(5分) (3)不能与团队合作(0分)							
	4.职业意识(8分) (1)能自觉展现"尊老、敬老、爱老"的职业意识,"安全第一、质量至上"的饮食观(8分) (2)在老师的指导下能较好地展现(5分) (3)不能很好地展现(3分)							
	5.学习态度(6分) (1)积极主动地获取知识、认真严谨(6分) (2)学习积极性不高、被动地学习(2分)							
	6.创新及反思意识(6分) (1)学习活动中具有创新意识,能够积极反思设计过程中的疏漏或可以改进的地方,总结经验教训(6分) (2)完成任务后不主动总结经验教训(3分)							
知识技能(60%)	能按照要求完成课前任务(5分),一般(3分),未完成(1分)							
	能合理制订煮制杂粮粥的工艺流程(20分),少1个步骤扣5分,少1个工艺参数扣2分。							
	很好执行工艺流程,记录详尽(30分)、较好执行工艺和记录(20分)、基本执行工艺流程、记录不详(15分)							
	按要求完成课后任务(5分),一般(3分)							
合计								
总计(综合成绩)								

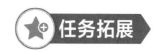

如何正确吃盐

盐是每个家庭厨房中的必备调味品之一，没有盐不成菜。但是随着医学研究的发展，越来越多的人意识到，吃盐过多会引起多种疾病的发生。《中国居民膳食指南（2022）》明确指出：每日食盐摄入量不超过5克。重盐膳食会造成骨钙的流失，增加罹患骨质疏松的概率；还会增加胃癌、高血压等病症的发病率等。很多老年人无法判断食盐的正确用量，那么我们所说的5克是多少？拿一个啤酒瓶盖，装满盐，使上部与瓶盖沿齐平，大约就是5克了。也可以准备一个5克的限盐勺，直接量取。以家庭中有两位老人为例，可以量取两勺食盐，放入固定的盒子中，作为一天三餐食盐的用量，用完则不能再额外添加。

腊肉、火腿、黄豆酱、加工肉等含盐量很高，一条腊肉中的含盐量能够高达10%，而每50克的黄豆酱中含有8克左右的食盐。这些食物吃得过多，会对身体健康造成负面的影响，对于高血压人群是非常不利的。所以在避免过量摄入食盐的同时，也要避免食用高盐食品。

老年人应该尽量选择低钠盐，同时关注芹菜、洋葱、大蒜、韭菜、蒜黄等，这些蔬菜都有非常浓郁的味道，既能让我们胃口大开，还能够降低食盐的食用量。习惯用味精或鸡精的老年人，可以换成蘑菇粉，做汤或者是炒菜时提鲜。还可以利用花椒、大料、八角等调味品进行调味。习惯咸味食物者，为满足口感的需要，可在烹制菜肴时放少许醋，提高菜肴的鲜香味，帮助自己适应少盐食物。做菜快出锅的时候放盐，这样即使盐放得很少，咸味也会很突出，避免过多用盐。

任务二　老年糖尿病患者膳食指导

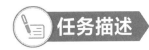

任务描述

根据黄爷爷的饮食和生活习惯,小阳要为黄爷爷制订一份糖尿病患者食谱。

材料准备

序号	名称	数量	用途
1	食物升糖指数一览表	1套	选择升糖指数低的食物
2	常见食物能量含量表	1张	评估食物热量

课前准备

学生自行观看视频,了解糖尿病患者在饮食方面的禁忌,并记录。

知识准备

糖尿病是内外因素长期共同作用所导致的一种慢性代谢性疾病。随着人们生活水平的提高,以糖尿病、肥胖病等为代表的"富贵病"或"现代文明病"爆发式增长。根据国家卫生健康委员会的最新统计,成人糖尿病的患病率已经高达12.8%,患者人数超过1.4亿。在中国,糖尿病的治疗率低,这就导致并发症发病率高,严重影响患者的生活质量。糖尿病会增加心脏病、中风、失明、肾衰竭以及截肢的风险。从广义上,糖尿病可以划分为两大类:一型糖尿病和二型糖尿病。我国大多数患者是二型糖尿病。虽然糖尿病跟遗传和环境因素有关,但通过健康饮食以及积极运动可以使血糖保持在正常水平。研究表明,糖尿病的发生与饮食习惯密切相关。相关的调查结果也表明,膳食高能量、高脂肪与超重、肥胖、糖尿病和血脂异常的发生密切相关。

一、膳食营养因素对糖尿病的影响

(一)能量

能量过剩引起的肥胖是发生糖尿病的重要因素之一。肥胖会引起胰岛素抵抗,胰岛素的作用被抑制,一方面使葡萄糖的分解利用被减弱,另一方面糖原分解及其他非糖物质转化生成的葡萄糖又增多,使血液中的葡萄糖含量显著增高。长期肥胖的人群患糖尿病的概率是普通人群的5倍以上。另外,在二型糖尿病中,80%都是肥胖者,并且发生肥胖的时间越长,患糖尿病的概率就越大。

糖尿病患者体型、劳动强度与热能摄入

劳动强度	热能供给kcal/(kg.d)		
	消瘦	正常	超重
休息	20~25	15~20	15
轻体力劳动	35	30	20~25
中等体力劳动	40	35	30
重体力劳动	45~50	40	35

(二)碳水化合物

碳水化合物是各种不同类型糖的总称,它主要包括:

1.单糖:如葡萄糖、果糖、半乳糖等,这些糖不需要在肠道中分解,吸收入血液的速度最快。

2.双糖:如甜食中的蔗糖、奶中的乳糖及麦芽糖等,双糖只分解一次,吸收速度仅次于单糖。

3.寡糖:如洋葱、香蕉、番茄等所含的低聚果糖,相对不易消化。

4.多糖:蔬菜、水果中的纤维素(即膳食纤维)和淀粉。

一次性大量摄入经过精加工、纤维含量少的碳水化合物,包括白面包、白米饭、烘焙的糕点饼干等,会使血清中葡萄糖的浓度迅速上升,刺激胰岛素大量分泌。长此以往,胰岛素会因负荷过重而工作失灵,形成胰岛素抵抗,让脂肪在身体中大量囤积下来,造成肥胖并引发糖尿病。

(三)脂类

高脂膳食导致胰岛素抵抗,主要与膳食中的饱和脂肪酸有关。许多研究发现,饱和脂肪酸的摄入与二型糖尿病的发生呈正相关。高脂膳食导致饱和脂肪酸和胆固醇过量摄入引起肥胖,增加了患糖尿病的风险。

（四）蛋白质

食物中瘦肉、鱼、鸡蛋、各种豆类及豆制品等含蛋白质较多,这些食物被人体消化吸收后,以氨基酸形式参与蛋白质的合成,以补偿生理性消耗。正常情况下,每人每天约进食50克蛋白质即可,而糖尿病患者蛋白质代谢紊乱,蛋白质合成受阻,容易出现负氮平衡(即氮的摄入量小于排出量),使抗病能力下降,极易并发各种感染性疾病。一般糖尿病患者每天每千克体重应摄入蛋白质1克,病情控制不好或消瘦者,可增至1.2～1.5克。以60千克体重为例,每日需60～90克蛋白质,其中1/3最好来自优质蛋白,如乳、蛋、瘦肉、大豆等。蛋白质提供的热量应占总热量的15%～20%。肾功能正常者,可以多进食蛋白质,每日量为80～100克,最好食用动物蛋白。如肾功能不全者,就应当限制蛋白质,每日每千克体重摄入蛋白质0.6～0.8克,应全部选用优质蛋白质,如牛奶、鸡蛋等。

（五）矿质元素与维生素

维生素与糖尿病关系密切,尤其是维生素 B_1、维生素 C、维生素 B_{12} 和维生素 A 等,应注意补充。适当限制钠盐,适当增加钾、镁、钙、铬、锌等元素补充,可以防止和减轻高血压、冠心病、高脂血症及肾功能不全等并发症。

（六）合理膳食

饮食控制是最基本的一项治疗措施,也是治疗的基础。多吃菜少吃粮,粗细搭配,不易升糖。不吃油炸食品和含糖量高的水果。

（七）戒烟限酒

吸烟会刺激肾上腺素的分泌,造成血糖和血压的升高,诱发心脑血管疾病。

二、食物选择

（一）宜选食物

1. 主食选择升糖指数低的粗杂粮,如燕麦米、血糯米、黑米、薏米、糙米等。粗杂粮富含丰富的维生素、矿物质和膳食纤维,能避免血糖快速升高。

2. 多食用各种新鲜蔬菜,如洋葱、黄瓜、南瓜、苦瓜、菠菜、芹菜等。

3.蛋白质可选择牛奶、鸡蛋、鸡肉、瘦肉等。蛋白质类食物可以选择大豆及其制品。也可适当吃鱼类等。

(二)忌食或少食食物

1.香烟、白酒、甜品、各种含糖饮料等。

2.易升糖食物,如白薯、土豆、藕、含糖量在10%以上的水果、米粥等。

3.动物油脂如猪油、牛油等。肝、脑、腰、蛋黄、鱼子等含胆固醇高的食物。肥肉、鱿鱼、虾、蟹黄、无鳞鱼等。

🌐 任务实施

一、根据黄爷爷身体情况计算一日所需能量。

夕阳红养老院XXX老年人一日能量需要量			
年龄:	性别:	劳动强度:	能量:

二、挑选升糖指数低的食物。

姓名:	班级:	共计食物原料( )种	
	菜品	原料	
早餐			
午餐			
晚餐			

三、根据黄爷爷的饮食习惯,利用挑选的食物,结合前面所学内容,设计一日食谱。

姓名:_____ 组别:_____ 本人分工:_____

时间	早餐	午餐	晚餐
主食			
蔬菜			
汤类			
水果			
坚果			
乳品			

存在的不足及原因分析:

任务评价

班级			学生姓名			学号		
组别		同组成员						

评价项目	评价内容	学生自评(20%)	小组互评(20%)			行业评价(30%)	教师评价(30%)
职业素养(40%)	1.遵守劳动纪律,不旷课迟到早退(5分) 违规一次扣0.5分,扣完为止						
	2.遵守实训的规章制度(5分) 违规一次扣0.5分,扣完为止						
	3.团队合作精神(10分) (1)团队成员互相信任、互帮互助、协作配合,具有集体荣誉感(10分) (2)在老师的帮助下能与团队协作(5分) (3)不能与团队合作(0分)						
	4.职业意识(8分) (1)能自觉展现"尊老、敬老、爱老"的职业意识,"安全第一、质量至上"的饮食观(8分) (2)在老师的指导下能较好地展现(5分) (3)不能很好地展现(3分)						
	5.学习态度(6分) (1)积极主动地获取知识、认真严谨(6分) (2)学习积极性不高、被动地学习(2分)						
	6.创新及反思意识(6分) (1)学习活动中具有创新意识,能够积极反思设计过程中的疏漏或可以改进的地方,总结经验教训(6分) (2)完成任务后不主动总结经验教训(3分)						
知识技能(60%)	能按照要求完成课前任务(5分),一般(3分),未完成(1分)						
	能合理制订煮制杂粮粥的工艺流程(20分),少1个步骤扣5分,少1个工艺参数扣2分						

续表

评价项目	评价内容	学生自评(20%)	小组互评(20%)			行业评价(30%)	教师评价(30%)
知识技能(60%)	很好执行工艺流程、记录详尽(30分),较好执行工艺和记录(20分),基本执行工艺流程、记录不详(15分)						
	按要求完成课后任务(5分),一般(3分)						
合计							
总计(综合成绩)							

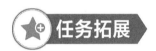 **任务拓展**

老年人如何正确使用烹调油

1.如何选择烹调油

老年人应该避免食用动物油,如猪油、牛油、黄油等,因其胆固醇含量过高,易引起动脉管腔狭窄,形成动脉粥样硬化,增加患冠心病的风险。应尽量选择橄榄油、花生油、芝麻油、米糠油、菜籽油等植物油,这些植物油中含有不饱和脂肪酸,适量地食用有利于降血脂、抗血凝,延缓动脉斑块的形成。

2.正确控制用量

油脂摄入过多,除了会造成肥胖外,还会导致血液中的脂肪酸过多。建议老年人每人每天摄取的油脂别超过25克。25克油的用量怎么把握? 如果把25克食用油放到喝汤用的白瓷勺里,大致是两勺半。此外,也可以选择带有刻度的量壶当油壶,这样可以时时提醒自己不要用油过量。

3.正确使用食用油

(1)避免高温加热。

虽然多不饱和脂肪酸可以通过食用油摄取,但是高温是破坏健康油脂的元凶,高温使多不饱和脂肪酸氧化,同时还会产生有害物质,因此要尽可能避免油炸和烧烤。为了更好地利用多不饱和脂肪酸,可拌凉菜、文火小炒或冷锅烹饪。

植物油无所谓生熟,之所以需要加热是为了生香以及提高温度让食材速熟。烹饪时不要等到油冒烟了再投入原材料。

(2)不要过量囤积。

食用油从打开盖子的那一刻起,就开始了氧化的过程。一桶油如果3个月内没有吃完,里面就充斥着大量的过氧化物,人食用之后,就会加速机体衰老,甚至诱发癌症。因此不要过度囤积食用油,同时要注意在避光阴凉处保存食用油。

(3)经常更换烹调油类型。

不同植物油各具特点,如橄榄油、菜籽油中单不饱和脂肪酸含量较高,玉米油、葵花籽油则富含亚油酸,胡麻油(亚麻籽油)中富含a-亚麻酸。因此,经常更换食用油的种类,能够为身体提供必需的脂肪酸,同时规避食品安全的风险。

(4)不要反复用油。

做一些油炸或者需要过油的菜肴时,会剩下许多"熟油"。一般来说,这些油是不适合用来烹调其他食物的。如果将这些"熟油"拿来反复加热,会产生许多致癌物质。

任务三　老年骨质疏松患者膳食指导

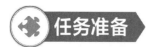

任务描述

根据黄爷爷的饮食和生活习惯,小阳要为黄爷爷制订一份骨质疏松膳食调养食谱。

任务准备

材料准备

序号	名称	数量	用途
1	食物钙含量表	1套	进食评估
4	常见食物升糖指数	1张	食物升糖指数评估
5	常见食物能量含量表	1张	食物热量评估

课前准备

学生自行阅读,了解钙对人体的重要生理功能。

知识准备

骨质疏松是一种以骨量低下、骨微结构破坏、骨脆性增加、易发生骨折为特征的全身性骨病。老年人是骨质疏松的高发人群,研究显示,年龄超过50岁的人群中,50%的女性和20%的男性会出现骨质疏松。近年来,我国老年人骨质疏松的发病率呈上升趋势。骨质疏松可导致疼痛、骨折、骨骼变形等问题,严重威胁着老年人的健康和生活质量。髋部骨折作为骨质疏松最严重的后果,甚至可能引发死亡。老年人的年龄、体重、饮食、运动等因素都可以影响骨质疏松的发生。

一、骨质疏松的临床表现

疼痛:骨质疏松会让人感觉到很强烈的疼痛感,如肩背、颈部或腕、踝部酸痛,同时可能会感到全身无力。疼痛的部位广泛,与坐、卧、站立或翻身等体位无关,症状时轻时重。患者的生活质量会因为这些症状而受到很大的影响,年纪越大的患者受到的影响越大。

骨折:患上骨质疏松后,由于骨骼的强度下降,跌跤、坐车颠簸、咳嗽等,都可能引起骨折,常见部位有脊柱椎骨、腕部和髋部。老年人脊柱和下肢骨折后,长时间卧床不起,可诱发多种并发症,如褥疮、尿路结石、脑血栓、坠积性肺炎等,严重影响健康,甚至威胁生命。

身高变矮:相信很多人都听祖辈说过"爷爷(奶奶)老啦,腰也直不起来了,背也驼了,个子也不比年轻时候高了"。这正是骨质疏松引起的脊柱椎骨压缩性骨折的结果。一般表现为身高暂时内缩大于3厘米,并出现胸闷、气短、呼吸困难等症状。

二、膳食营养对骨质疏松的影响

钙是人体含量最丰富的无机元素,人体内的钙99%以骨盐形式沉积于骨骼与牙齿,1%存在于血液和软组织细胞,正常情况下骨盐与血钙处于一种动态平衡。当某些原因使血钙浓度下降,骨盐溶解增加,就会出现骨量减少、骨脆性增加等骨质疏松症状。

(一)引起机体缺钙的原因

"三高"饮食(高蛋白、高脂肪、高碳水化合物)习惯,以及过量分解酸性物质磷酸、尿酸等,会使体液酸性化,细胞难以生存。但人体的自救本能,会让甲状旁腺分泌破骨素,从骨骼、牙齿中溶解钙离子进入体液、血液中,以改善体液酸性化。这个过程称为"钙搬家",是骨钙丧失的重要原因。

(二)钙吸收不全面

钙离子在胃中容易与食物中的植酸、草酸及脂肪酸等形成不易消化的钙盐,会导致膳食中摄取的钙有70%~80%不被吸收。

(三)钙供给不足

中国人以植物性食物为主,其中谷物占较大比例。谷物含钙量少,高钙食品如牛奶、大豆、芝麻酱、海带、虾皮、坚果等,在中国人的餐桌上占比并不多。

因此,钙的摄取长期处于供不应求的状态。

(四)人体对钙的吸收较难

人体对钙的吸收和利用受多种因素的制约:一是中老年人特别是绝经后的妇女,雌激素分泌减少,吸收钙的能力逐渐下降;二是食物中的钙只有分解成钙离子,才能被吸收,如果胃肠消化功能不好,不能正常分泌胃酸使钙离子化,即使摄入的钙再多,也不会被人体吸收;三是特别喜欢吃肉的人,钙会与脂肪酸形成难以吸收的钙皂,随大便排走了。

(五)维生素D合成不足

钙吸收需要维生素D的参与。正常情况下,皮肤通过紫外线照射,可以生成内源性维生素D。如户外活动少,晒太阳少,造成维生素D合成不足,会引起肠道钙吸收和肾小管钙、磷吸收少,导致缺钙。

三、骨质疏松的膳食调养

(一)多摄取富含钙及维生素D、维生素K的食物

多食用牛奶及奶制品、鱼虾、萝卜、豆制品、贝壳类等食物,以及富含维生素的蔬菜和水果,能保证人体获得足够的钙。为促进钙质吸收,除胃溃疡、反流性胃病、溃疡性结肠炎等患者外,正常人平时应多吃酸奶,因为酸奶中的乳酸菌有助于钙、磷等在体内的吸收。但要注意在饮食中适当控制磷的摄入,而且全谷类食物和钙不宜同时摄取。因为全谷类食物含有会和钙产生化学反应的物质,影响钙质的吸收。另外,有些食品中含有草酸,而草酸易与钙结合形成草酸钙,不仅会带走体内的钙,而且形成的草酸钙还会导致结石。例如,食用菠菜、苋菜等含草酸的蔬菜时,烹饪前最好在80摄氏度以上的热水中焯一下,将蔬菜中的草酸清除后再食用;限量摄取杏仁、芦笋、甜菜及腰果等含有大量草酸的食物。注意摄取富含维生素D和维生素K的食物。

(二)适量摄入蛋白质,减少钠、铅、铝的摄入

人体摄入大量的蛋白质不仅会增加肝、肾负担,使体液酸化,还会引起体内钙质丢失。减少钠盐的摄入不仅可以预防和控制高血压,也可以减少尿钙的排

出量,有助于增加骨密度。铅、铝是骨质疏松的危险因素,要控制摄入量。

(三)减少酒类和碳酸饮料的摄入

酒精在肝脏内生成乙醛,使肝纤维化、肝硬化,肝内羟化酶活性降低,影响维生素 D_3 的代谢,导致骨吸收受影响。而且慢性酒精中毒者性机能减退,是性腺受抑制的结果,而性激素在维持骨质方面有很重要的作用。大量饮用碳酸饮料会增加骨质疏松的危险,这类饮料中添加了磷和咖啡因,这两种物质的过量摄入可能影响骨质。

(四)摄入蒜头和洋葱,减少摄入发酵食品

在饮食中加入蒜头及洋葱,因为它们含有硫,能够增强骨骼。酵母中的磷含量很高,利用酵母发酵制作的食品(如馒头)中的磷会与钙"竞争",抢着被人体吸收,从而导致钙吸收率下降,应当减少食用。

蔬菜水果含钙量(每100克)

种类	钙(mg)	种类	钙(mg)	种类	钙(mg)	种类	钙(mg)
黄豆	367	扁豆	116	红果	68	海带	1177
豌豆	84	胡萝卜	32	柑橘	56	紫菜	343
绿豆	80	黄豆芽	68	桃	8	西瓜子	237
红豆	76	黄瓜	19	梨	5	南瓜子	235
油菜	140	土豆	11	香蕉	9	松子仁	78
芹菜	160	西红柿	8	蘑菇	131	榛子仁	316
韭菜	48	苹果	11	木耳	357	核桃仁	108

肉类含钙量(每100克)

种类	钙(mg)	种类	钙(mg)	种类	钙(mg)
牛肉	7	黄鱼	43	牡蛎	118
羊肉	11	带鱼	24	海蟹	384
猪肉	6	鲤鱼	25	河蟹	129
猪肝	11	鲫鱼	54	青虾	99
牛肚	22	鳝鱼	38	鸡肉	11

四、食物选择

1.可每天坚持喝两杯牛奶,多吃奶制品、虾皮、黄豆、豆腐、海藻类、绿色蔬菜、芝麻酱等含钙丰富的食物。另外,洋葱、蛋黄等也是骨质疏松患者的优质食物。

2.炖排骨汤时,可在汤内加入一些醋,可促进骨质中的钙释出。

3.适量摄入含维生素D的食物,如海鱼、动物肝脏等,可促进钙的吸收。日常生活中多晒太阳亦能促进钙的吸收。

4.戒烟、戒饮浓茶,少喝咖啡、可乐。

5.不能吃得过咸或过甜。吃盐和糖太多也会增加钙的流失,影响钙的吸收,会使骨质疏松症状加重。

🌐 任务实施

一、根据黄爷爷自身情况计算一日所需能量。

夕阳红养老院XXX老年人一日能量需要量			
年龄:	性别:	劳动强度:	能量:

二、挑选钙含量高的食物。

姓名:	班级:	共计食物原料(　)种
	菜品	原料
早餐		
午餐		
晚餐		

三、根据黄爷爷的饮食习惯,利用挑选的食物,结合前面所学内容,设计一日食谱。

姓名:_____　组别:_____　本人分工:_____

时间	早餐	午餐	晚餐
主食			
蔬菜			
汤类			

时间	早餐	午餐	晚餐
水果			
坚果			
乳品			

存在的不足及原因分析：

任务评价

班级				学生姓名			学号		

组别			同组成员						

评价项目	评价内容	学生自评(20%)	小组互评(20%)			行业评价(30%)	教师评价(30%)
职业素养(40%)	1.遵守劳动纪律，不旷课迟到早退(5分) 违规一次扣0.5分，扣完为止						
	2.遵守实训规章制度(5分) 违规一次扣0.5分，扣完为止						
	3.团队合作精神(10分) (1)团队成员互相信任、互帮互助、协作配合，具有集体荣誉感(10分) (2)在老师的帮助下能与团队协作(5分) (3)不能与团队合作(0分)						
	4.职业意识(8分) (1)能自觉展现"尊老、敬老、爱老"的职业意识，"安全第一、质量至上"的饮食观(8分) (2)在老师的指导下能较好地展现(5分) (3)不能很好地展现(3分)						
	5.学习态度(6分) (1)积极主动地获取知识、认真严谨(6分) (2)学习积极性不高、被动地学习(2分)						

续表

评价项目	评价内容	学生自评(20%)	小组互评(20%)			行业评价(30%)	教师评价(30%)
职业素养(40%)	6.创新及反思意识(6分) (1)学习活动中具有创新意识,能够积极反思设计过程中的疏漏或可以改进的地方,总结经验教训(6分) (2)完成任务后不主动总结经验教训(3分)						
知识技能(60%)	能按照要求完成课前任务(5分),一般(3分),未完成(1分)						
	能合理制订煮制杂粮粥的工艺流程(20分),少1个步骤扣5分,少1个工艺参数扣2分						
	很好执行工艺流程、记录详尽(30分),较好执行工艺和记录(20分),基本执行工艺流程、记录不详(15分)						
	按要求完成课后任务(5分),一般(3分)						
合计							
总计(综合成绩)							

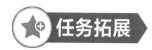 任务拓展

家庭防滑、防摔倒小贴士

首先,室内要光线充足,地面要整洁干爽,切勿堆放过多杂物。其次,浴室及厕所宜安装牢固的扶手及防滑垫。再次,切勿举高取物,常用物品应放近腰部位置的高度。最后,要收好过长的电线,以免绊倒。

项目四　为老年人制作家常食品

能选用安全、品质好的食材,使用家用食品制作设备(器具)制作几款适合老年人的食品,是老年陪护员、健康照护员应具备的基本能力。

易咀嚼、易消化、低盐、低糖、低脂食品均为适合老年人的食品,按膳食结构来分,可分为主食、辅食和菜品;按加工方法来分,有煮、蒸、炖、汆、炒、烧、焙等。通过本项目的练习,应掌握判断食品原材料品质优劣的方法,掌握几种煮、蒸、炖、焙食品和水果保鲜的方法,以及常用家用食品制作设备(器具)的正确使用方法。

项目描述

小阳同学去爷爷、奶奶家过周末,虽然爷爷、奶奶身体都较硬朗,但小阳想协助他们做一天的饭,尽尽孝心。于是小阳依据适合老年人的平衡膳食宝塔拟订了一日食谱,主动承担做一日三餐的任务。

项目目标

➷ 知识目标

1.掌握几种适合老年人的食品制作方法;

2.能描述几种家用食品加工设备(器具)的操作要点。

➷ 能力目标

1.能制作几款适合老年人的家常食品;

2.能正确使用家用食品制作设备(器具)。

➷ 素养目标

1.养成安全第一、质量至上的饮食观;

2.养成认真细致的工作态度;

3.增强对待老年人的爱心、耐心和责任心。

任务一　用压力锅煮制杂粮粥

任务描述

使用家用压力锅煮制杂粮粥。杂粮粥应包含3种以上的谷物类食物,原料总质量300克,可添加其他辅料。

任务准备

☞ 设备、用具及原辅料准备

设备用具及原、辅料准备表

序号	名称	数量	用途
1	电高压锅	每组1个	煮制
2	不锈钢容器	每组3个	淘洗、浸泡原料
3	厨房秤	每组1台	称量
4	量杯	每组1只	加水
5	大米	共用	杂粮粥原料
6	杂粮(3～4种)	共用	杂粮粥原料
7	其他辅料	少许	杂粮粥辅料

☞ 课前准备

学生通过互联网、商场里的成品自行查找杂粮粥、八宝粥或腊八粥等食品的原料、辅料成分,并填写下表。

原、辅料名称	规格(没有可不填)	配比(没有可不填)	其他要求

👉 **知识准备**

　　杂粮粥是以大米、糯米、黑米、玉米碴、杂豆等多种谷物类食物为原料,再加入一些花生米、莲子、红枣、桂圆、枸杞等辅料,加水煮制成的软烂、黏稠的粥类食品。杂粮粥除了为人体提供能量外,还含有比粳米饭更多的膳食纤维,升糖指数低于粳米饭,且含有种类较多的矿物质和其他营养素,非常适合老年人食用。

　　杂粮粥的原料大都富含淀粉或其他碳水化合物,煮制杂粮粥主要是让原料中的淀粉糊化。淀粉在常温下不溶于水,但当水温升至53摄氏度以上时,淀粉的物理性会发生明显变化。谷物等原材料充分吸水糊化后,变得软烂、黏稠,也利于消化吸收。

一、杂粮粥制作工艺

(一)工艺流程

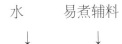

```
            水         易煮辅料
            ↓          ↓
原料选择、称量→ 原料预处理→ 高压煮制→ 常压煮制→ 成品
```

(二)制作要点

1.原材料选择、称量

　　杂粮粥以多种谷物为原料,常以大米或糯米为主料,再加入适量的杂粮,如:黑米、小米、红豆、绿豆、薏仁、花豆等。为老年人制作杂粮粥,最好以普通大米占60%~70%,其他杂粮及辅料占30%~40%。杂粮及辅料的具体品种及用量可根据老年人的喜好而定。

杂粮粥参考配方

原、辅料	大米	杂粮(3种)	辅料:莲米、枸杞、红枣等	水
用量	200 g	100 g	适量	2 kg

　　对原材料品质的基本要求是无霉变、无虫害、无杂质,等级低的原材料做出的杂粮粥,在感官上可能差一些,但不影响其营养价值,因此,不必追求选用等级高的原材料。

2.原材料预处理

在制作杂粮粥前,须对原材料进行预处理。预处理主要包括:浸泡、淘洗、去杂质、去皮、去核等。

要使原材料中淀粉颗粒糊化,首先就要让原材料充分吸水。原材料中颗粒较大的干制品,如杂豆、干莲子、花生米等,在煮制前需要浸泡,让其内部的淀粉颗粒充分吸水后,再与大米、玉米、薏仁等颗粒较小的原材料一道煮制,这样可使杂粮粥中各种材料的软烂程度基本一致。否则,这些大颗粒原材料在煮制时,其表面糊化后,就会形成一层致密的保护膜,水分难以进入其内部,不能使内部的淀粉颗粒吸水糊化,不能煮熟或口感较硬。这种原材料一般浸泡时间为2~4小时。

原材料在煮制之前应进行淘洗,以除去表面的灰尘。谷物类淘洗时间不宜过长,次数也不宜过多,避免谷物中的B族维生素流失,一般淘洗1~2遍,每遍不超过1分钟。在淘洗前后要仔细将杂质挑选出去。等级较低的原材料中,杂质相对多一些,更需仔细挑选。

一些原材料在煮制之前需去皮去核,如莲子芯有令人不愉快的苦味,应去除后再煮制;若选用了红枣,可将枣核去掉后再煮制,让老年人吃得更舒适。

3.加水,高压煮制

将预处理后的原材料(不包括可直接食用的,如红枣、桂圆、枸杞等)放入高压锅中,加入1500~2000毫升水,严格按压力锅的安全操作规范,检查压力锅的口沿有无物料或杂质,排气口、压力阀是否通畅,密封圈是否完好可用后,盖严锅盖。加热,泄气阀开始泄气后,在保持泄气的情况下,将火力调至最小,煮制20分钟。

4.加入易煮辅料,常压煮制

待高压锅自然冷却或强制冷却到锅内压力与外界压力相等后(开盖保险浮子自己落下),打开锅盖,加入易煮辅料(红枣、枸杞、葡萄干等可直接食用的材料),搅拌均匀后,再常压(不盖锅盖)、小火煮制10分钟左右即可。

二、压力锅使用方法

（一）家用电压力锅操作规范

1.开盖。用手握紧锅盖手柄,顺时针方向旋转锅盖至限位,然后向上提。

2.取出内锅。将食物和水放入内锅中,食物和水不得超过内锅高度的4/5;水中易膨胀食物不得超过内锅高度的3/5;食物和水不得少于内锅高度的1/5。

3.将内锅放回锅内。放入前,先把内锅及发热盘擦干净。外锅内及发热盘表面不得放入杂物。内锅放入后,左右轻轻旋转内锅,保证内锅与发热盘接触良好。

4.合盖。检查密封圈是否已放入锅盖内侧钢圈上。用手左右旋转一下密封圈,使它均匀放置在钢圈上。盖上锅盖,然后逆时针旋转锅盖到扣合位置,要听到"咔嚓"的扣合声。

5.放置好限压放气阀,将限压放气阀拨到"密封"位置,并检查浮子阀是否落下(未加热前浮子阀是落下的)。

6.接通电源,升压灯亮(如果不设置保压时间,升压灯一会儿就会熄灭,保压灯亮,处于保温状态)。

7.根据食物设定保压时间。

8.煮制食物。

9.开盖取食物。将限压放气阀拨到"排气"位置放气,直至浮子阀落下。开盖前,锅内如有气压,应进行冷却降压。可以自然冷却,也可以向锅上倒凉水强制冷却。然后取下限压放气阀。当排气管不再放气时,再按锅上箭头所示"开"的方向转动并打开锅盖。

如果煮流质食物,进入保温时,不能马上放气,必须自然冷却到浮子阀落下后才能放气,否则液体会从排气管喷出(可用湿毛巾敷在锅盖上加速降压)。

（二）燃气压力锅操作规范

1.放食物。放食物时,食物和水不得超过锅容量的4/5,煮豆类食物不要超过2/3,以免食物经过蒸煮而产生气体导致膨胀,堵塞排气孔。锅内的食物也不宜太少,水或汤均不得少于400毫升。

2.合盖。合盖前应先检查排气管是否畅通,防堵罩、安全阀是否完好,浮子阀活动是否上下自如,并处于落下位置,橡胶垫圈是否老化,如老化必须及时更换。

将锅盖平放于锅身上,固定锅身,按锅盖上箭头所示"关"的方向转动锅盖,直到手柄完全重合为止。这时浮子阀正好移到工作位置,完全露出。

不要在限压放气阀上放抹布或者其他东西,这样可能会导致限压放气阀受到堵塞,从而导致事故。

3.加温。合盖后可用大火加热,有少量蒸气从排气管排出时,再将限压放气阀扣到排气管上,随后浮子阀便会升起,直至排气管排气后,马上调低炉火,火力大小以能保持排气为准,保持至烹调完毕。

煮各类食物的时间,说明书上有具体规定,应严格遵守。不能任意延长,以免发生事故。

4.冷却、放气。加热中途不能打开压力锅,等烹调完毕后,可在室温下进行自然冷却,如要立即食用,可采用强制冷却方法(用冷水淋或浸于冷水中)降压,冷却完毕见浮子阀落下后,可轻提出限压放气阀,将剩余气体放掉。

5.开盖。排气管没有蒸气排出,浮子阀落下后,按锅上箭头所示"开"的方向转动,打开锅盖。若浮子阀未落下,说明锅内尚存压力,这时气压连锁装置将起保险作用,是无法打开锅盖的,切勿强行开盖。应用筷子将指示阀往下压,使锅内余气排清,方可开盖。

任务实施

一、制订具体实施步骤。

拟订出任务实施步骤图,并填写具体内容。

任务实施步骤图

姓名:_____ 组别:_____ 本人分工:_____

步骤1:原材料选择、称量
原材料及质量:

↓

步骤2:原材料预处理
原材料处理的方法及要求:

↓

步骤3:加水,原压煮制
加水量:
保压时间:

↓

步骤4:加入易烂辅料,常压煮制
易煮辅料:
常压煮制要求:

二、按任务实施步骤制作杂粮粥，并作记录。

任务实施记录表

姓名：_____ 组别：_____ 本人分工：_____

原材料称量情况：			
需浸泡的原材料			
浸泡起止时间			
加水量		压力锅内水位是否超过锅容量3/5	是　否
压力锅排气管、压力阀是否畅通	是　否	密封圈是否老化	是　否
锅盖是否盖严	是　否	浮子阀是否落下	是　否
开始排气时间		煮制开始时间	
加入易煮辅料时间		煮制结束时间	
杂粮粥色泽		各种食材完整情况	
稀稠情况		气味	
滋味		软烂情况	

存在的不足及原因分析：

任务评价

班级			学生姓名			学号		
组别		同组成员						
评价项目	评价内容		学生自评(20%)	小组互评(20%)			行业评价(30%)	教师评价(30%)
职业素养(40%)	1.遵守劳动纪律，不旷课迟到早退(5分) 违规一次扣0.5分，扣完为止							
	2.遵守实训的规章制度(5分) 违规一次扣0.5分，扣完为止							

评价项目	评价内容	学生自评(20%)	小组互评(20%)		行业评价(30%)	教师评价(30%)
职业素养(40%)	3.团队合作精神(10分) (1)团队成员互相信任、互帮互助、协作配合,具有集体荣誉感(10分) (2)在老师的帮助下能与团队协作(5分) (3)不能与团队合作(0分)					
	4.职业意识(8分) (1)能自觉展现"尊老、敬老、爱老"的职业意识,"安全第一、质量至上"的饮食观(8分) (2)在老师的指导下能较好地展现(5分) (3)不能很好地展现(3分)					
	5.学习态度(6分) (1)积极主动地获取知识、认真严谨(6分) (2)学习积极性不高、被动地学习(2分)					
	6.创新及反思意识(6分) (1)学习活动中具有创新意识,能够积极反思设计过程中的疏漏或可以改进的地方,总结经验教训(6分) (2)完成任务后不主动总结经验教训(3分)					
知识技能(60%)	能按照要求完成课前任务(5分),一般(3分),未完成(1分)					
	能合理制订煮制杂粮粥的工艺流程(20分),少1个步骤扣5分,少1个工艺参数扣2分					
	很好执行工艺流程、记录详尽(30分),较好执行工艺和记录(20分),基本执行工艺流程、记录不详(15分)					
	按要求完成课后任务(5分),一般(3分)					
合计						
总计(综合成绩)						

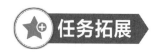

"食物相克"是真的吗?

在营养和食品安全理论中,并没有"食物相克"之说,迄今也没有看到在现实生活中真正由于食物相克导致的食物中毒案例及相关报道。"食物相克"致人死亡的说法,很可能是偶然现象,或是食物中毒引起,或是特殊体质产生食物过敏的表现,并非食物"相克"。

社会上所谓的"食物相克",一是认为食物含有大量草酸、鞣酸,与钙结合影响营养吸收。事实上,大部分植物性食物中均含有草酸,如菠菜和豆腐,虽然草酸能与部分钙结合,但没有被结合的钙仍可被人体吸收利用。何况,菠菜和豆腐中还含有蛋白质、多种维生素、矿物质、膳食纤维及其他有益健康的成分。二是认为与食物间发生化学反应有关。以虾和水果相克为例,有人认为虾中的五价砷和水果中的维生素C发生化学反应,可生成三氧化二砷(砒霜)从而引起中毒。我国食品安全标准对海产品中砷有限量规定,而砒霜中毒剂量是50毫克,根据转换系数计算,相当于1个人要吃40千克虾,才能达到中毒剂量。

我国营养学专家郑集教授曾用所谓"食物相克"的食物,如大葱+蜂蜜、红薯+香蕉、松花蛋+糖、花生+黄瓜、青豆+饴糖、海带+猪血、柿子+螃蟹等,由研究者做人体试食试验,结果均没有观察到任何异常反应。中国营养学会委托兰州大学对100名健康人对所谓"相克"食物进行试食试验,包括猪肉+百合、鸡肉+芝麻、牛肉+土豆、土豆+西红柿、韭菜+菠菜等,连续观察一周,也均未发现任何异常反应。诸多研究表明,"食物相克"之说是不成立的。

任务二　使用微波炉制作鸡蛋羹

任务描述

使用家用微波炉蒸制鸡蛋羹,鸡蛋用量1个。

任务准备

设备、用具及材料准备

设备、用具及原、辅材料准备表

序号	名称	数量	用途
1	微波炉	每组1个	蒸制
2	微波炉专用碗	每组2个	调制鸡蛋、蒸蛋
3	新鲜鸡蛋	每2人1个	原料
4	手执搅蛋器	每组1把	调鸡蛋
5	量杯	每组1只	加水用
6	浮沫撇勺	每组1个	除浮沫
7	其他辅料	若干	调味

课前准备

学生自行查找适合老年人的以鸡蛋为主要原材料的食品,并填写下表。

序号	食品名称
1	
2	
3	
4	

知识准备

据分析,每100克鸡蛋含蛋白质12.58克,主要为卵白蛋白和卵球蛋白,其中含有人体必需的8种氨基酸,并与人体蛋白的组成相似。人体对鸡蛋蛋白质的吸收率可高达98%。每100克鸡蛋含脂肪11~15克,主要集中在蛋黄里,也极易被人体消化吸收。蛋黄中含有丰富的卵磷脂、固醇类以及钙、磷、铁、维生素A、维生素D、维生素B等。这些成分都是人体必不可少的,它们起着极其重要的作用,如修复人体组织、形成新的组织、消耗能量和参与复杂的新陈代谢过程等。因此,鸡蛋是营养价值很高的食物。

蛋白质在加热的情况下会发生变性,溶解度降低、黏度增加,生物活性丧失,易被蛋白酶水解。鸡蛋中的蛋白质在80摄氏度以上就会变性凝固。加热变性后的鸡蛋,更容易被人体消化吸收。

鸡蛋羹(或称芙蓉蛋),就是将鸡蛋调制成均匀的蛋液,在容器中加热,使其受热凝固形成的食品。品质较好的鸡蛋羹,呈均匀的淡黄色、固态,表面及内部无气泡,口感细腻滑嫩,有浓郁的蛋香味,是老少皆宜的家常食品。

微波炉已在家庭中普遍使用,采用微波加热具有加热速度快、热量损失小、操作方便等特点。正确使用微波炉是老年陪护人员应具备的基本能力。

一、鸡蛋羹制作工艺

(一)工艺流程

盐
↓
原材料准备→打蛋→调匀、加水→除浮沫→微波炉加热→成品

(二)制作要点

1.原材料准备

名称	新鲜鸡蛋	凉开水	食盐	食用油
用量	1个	70~100 g	少许	少许

选择新鲜的鸡蛋是保证鸡蛋羹品质的关键,在制作中应注意鸡蛋打开后的感官评价,以保证成品的质量。

2.打蛋

将鸡蛋打入碗中,蛋黄完整,蛋黄的两边会出现白色絮状物,也就是通常所

说的卵黄系带。蛋清分为1～2层,就证明是新鲜的鸡蛋。打蛋后要仔细检查有无蛋壳进入碗中,若发现有蛋壳应将其挑出来。

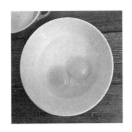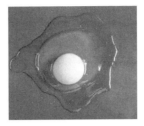

3.调匀、加水

在盛鸡蛋的碗中加少许盐,用搅蛋器将蛋清、蛋黄搅拌成色泽均匀的蛋液。若搅拌不均匀,蒸出的鸡蛋羹内有白色的蛋清。但搅拌时也不应太猛烈,否则蒸出的鸡蛋羹内会有气孔。

搅拌均匀后,加入凉开水,加水量为原蛋液量的1.5～2倍,若不加水或加水量过少,蒸出的鸡蛋羹较老(硬);若加水量过多,蒸出的鸡蛋羹无法形成完整的固态,而成为分散的蛋絮。

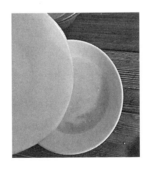

4.除浮沫

调好的蛋液用浮沫撇勺除去浮沫,可减少鸡蛋羹表面及内部形成的气泡,使鸡蛋羹有较好的感官。

5.微波炉加热

将盛蛋液的碗放入微波炉中,高火4分钟即可。

若采用一般蒸锅蒸制,上汽后蒸8～10分钟即可。

二、正确使用微波炉

(一)安全注意事项

1.忌用普通塑料容器。一是热的食物会使塑料容器变形;二是普通塑料加热会放出有毒物质,污染食物,危害人体健康。

2.忌用金属器皿。放入炉内的铁、铝、不锈钢等器皿,在加热时会产生电火花并反射微波,既损伤炉体又不能加热食物。

3.忌使用封闭容器。加热液体时应使用广口容器,因为在封闭容器内食物加热产生的热量不容易散发,会使容器内压力过高,引起爆炸事故。

4.忌用瓶颈窄小的瓶装食物,就算打开了盖也会因压力而膨胀,导致爆炸。

5.凡竹器、漆器等不耐热的容器,有凹凸状的玻璃制品,均不宜在微波炉中使用。

6.应使用专门的瓷制器皿盛装食物,放入微波炉中加热。

7.忌超时加热。食品放入微波炉解冻或加热,若忘记取出,时间超过2小时则应丢掉,以免引起食物中毒。微波炉的加热时间要视材料及用量而定,还和食物新鲜程度、含水量有关。由于各种食物加热时间不一,故在不能确定食物所需加热时间时,应以较短时间为宜,加热后可视食物的生熟程度再追加加热时间。否则,如加热时间太长,会使食物发硬,失去香、色、味,甚至产生毒素。

8.忌将肉类加热至半熟后再用微波炉加热。因为在半熟的食品中细菌仍会生长,再用微波炉加热时,由于时间短,不可能将细菌全部杀死。冰冻肉类食品须先在微波炉中解冻,然后再加热为熟食。

9.经微波炉解冻过的肉类不能再冷冻。肉类在微波炉中解冻后,实际上已将外面一层低温加热了,在此温度下细菌是可以繁殖的,再冷冻虽可使其停止繁殖,却不能将细菌杀死。已用微波炉解冻的肉类,如果要放入冰箱冷冻,必须先加热至全熟。

10.忌油炸食品。高温下油会发生飞溅导致火灾。如不慎引起炉内起火时,切忌开门,而应先关闭电源,待火熄灭后再开门降温。

11.忌将微波炉置于卧室,不要用物品覆盖微波炉上的散热窗栅。

12.忌长时间在微波炉前工作。开启微波炉后,人应远离微波炉。

13.忌与其他电器共用同一插座,要用单一电源而且装接了地线的插座。

14.忌用微波炉加热婴儿的牛奶,因为牛奶热得不均匀时,容易灼伤婴儿。另外,会使牛奶的营养成分被破坏。

15.忌徒手移出微波炉内的食物。盛器及盖子加热后往往积聚了蒸气,又会吸收食物的热气,变得十分烫手,应使用防热手套或垫子,以防灼伤。

(二)清洁维护

1.每次用毕,用湿毛巾将炉的内壁及转盘抹净,再用干毛巾抹去所有水分,并将炉门打开片刻以通风散热。

2.炉壁四角、四周与炉门相接之处,应常保持清洁。如有食物碎屑及油渍残留在门缝上,可用湿毛巾蘸些中性清洁剂擦去,切勿用磨洁布或带腐蚀性的清洁剂去擦洗或用小刀去刮。

3.如炉内有异味,可置一杯水入炉内,加一汤匙柠檬汁或白醋,大火热2~3分钟,移去杯子再拭净,异味便会消除。

4.炉外壁要经常清洁,除去因日常烹调而引起的油污,以免降低微波炉的效能。

5.清洁炉内时,切勿遗漏位于内腔右侧那块黄色长方形的云母片,它的好坏直接影响着微波炉的功能和使用寿命。

任务实施

一、制订具体实施步骤。

绘制出任务实施步骤图,并填写具体内容。

任务实施步骤图

姓名:_____ 组别:_____ 本人分工:_____

步骤1:
要求:

步骤2:

要求:

步骤3:

要求:

步骤4:

要求:

二、按任务实施步骤图制作鸡蛋羹,并作记录。

任务实施记录表

姓名:_____ 组别:_____ 本人分工:_____

原材料数量及感官品质:			
容器的材料			
加水量		水温	
除浮沫的方法			
是否加油脂		加油脂量	
微波炉挡位		烹调时间设定	
成品表面是否有气泡		成品是否呈固态	
成品内部是否有气泡		成品色泽是否均匀	
成品的气味		成品的滋味	
成品是否滑嫩			

存在的不足及原因分析:

任务评价

班级			学生姓名			学号		
组别		同组成员						

评价项目	评价内容	学生自评(20%)	小组互评(20%)		行业评价(30%)	教师评价(30%)
职业素养(40%)	1.遵守劳动纪律,不旷课迟到早退(5分) 违规一次扣0.5分,扣完为止					
	2.遵守实训的规章制度(5分) 违规一次扣0.5分,扣完为止					
	3.团队合作精神(10分) (1)团队成员互相信任、互帮互助、协作配合,具有集体荣誉感(10分) (2)在老师的帮助下能与团队协作(5分) (3)不能与团队合作(0分)					
	4.职业意识(8分) (1)能自觉展现"尊老、敬老、爱老"的职业意识,"安全第一、质量至上"的饮食观(8分) (2)在老师的指导下能较好地展现(5分) (3)不能很好地展现(3分)					
	5.学习态度(6分) (1)积极主动地获取知识、认真严谨(6分) (2)学习积极性不高、被动地学习(2分)					
	6.创新及反思意识(6分) (1)学习活动中具有创新意识,能够积极反思设计过程中的疏漏或可以改进的地方,总结经验教训(6分) (2)完成任务后不主动总结经验教训(3分)					
知识技能(60%)	能按照要求完成课前任务(5分),一般(3分),未完成(1分)					
	能合理制订鸡蛋羹的工艺流程(20分),少1个步骤扣5分,少1个工艺参数扣2分					

续表

评价项目	评价内容	学生自评(20%)	小组互评(20%)			行业评价(30%)	教师评价(30%)
知识技能(60%)	很好执行工艺流程、记录详尽(30分),较好执行工艺和记录(20分),基本执行工艺流程、记录不详(15分)						
	按要求完成课后任务(5分),一般(3分)						
	合计						
	总计(综合成绩)						

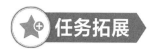

红壳鸡蛋与白壳鸡蛋营养价值比较

有些人在买鸡蛋时,很在乎蛋壳的颜色,专门选购红壳蛋,认为红壳鸡蛋比白壳鸡蛋的营养价值高,其实不然。测定结果表明,两者营养素含量并无显著差别。白壳鸡蛋与红壳鸡蛋的蛋白质含量均为12%左右;脂肪含量红壳的略高,为11.1%,白壳的略低,为9%;碳水化合物两者差别不明显;维生素A含量是白壳的较高,红壳的较低;维生素E是红壳的较高,白壳的较低;其他营养素含量相差不明显。

蛋壳的颜色主要是由一种称为卵壳卟啉的物质决定的。有些鸡血液中的血红蛋白代谢可产生卵壳卟啉,因而蛋壳呈浅红色,而有些鸡不能产生卵壳卟啉,因而蛋壳呈白色。蛋壳颜色完全是由遗传基因决定的。因此,在选购鸡蛋时,无须注重蛋壳的颜色。

任务三　用家用电烤箱制作清蛋糕

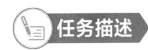 **任务描述**

以蛋糕专用粉(或低筋面粉)、鲜鸡蛋、白砂糖为主要原料,制作清蛋糕。蛋糕专用粉(或低筋面粉)用量200克。

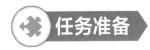 **任务准备**

☞ **设备用具及原、辅料准备**

设备用具及原、辅材料准备表

序号	名称	数量	备注
1	台秤	每组1个	称原材料、辅料
2	打蛋器	每组1把	打发蛋液
3	打蛋容器	每组1个	打发蛋清、调粉
4	粉筛	每组1个	面粉过筛
5	量杯	每组1只	加水
6	蛋糕模	每组1个	烘烤用模具
7	油刷	每组1把	涂脱模油
8	电烤箱	每组1台	烘烤蛋糕用
9	原辅料	每组1套	参考配方表
10	食用油	共用	脱模用

☞ **课前准备**

学生自行查找适合老年人的糕点,并填写下表。

序号	食品名称
1	
2	
3	
4	

知识准备

清蛋糕是蛋糕的基本类型之一,它是以蛋糕专用粉、鸡蛋、糖为主要原料制成的。配料中基本不使用油脂,口味清淡,属于高蛋白、低脂肪、高糖分食品,营养价值高,绵软易咀嚼,是老少皆宜的食品。但由于清蛋糕含糖量较高,糖尿病患者应少食。蛋糕多孔泡沫的形成主要是依靠蛋清蛋白的搅打发泡性能,加入糖增加浆液的黏度,能起到稳定泡沫的作用。

清蛋糕参考配方

原料名称	蛋糕专用粉	鸡蛋	细白砂糖	饴糖	水
用量	200 g	260 g	180 g	7 g	25 g

一、清蛋糕制作工艺

(一)工艺流程

蛋、糖　　　　　　　　蛋糕专用粉、水

↓　　　　　　　　　　　↓

原料准备→搅打发泡→调制面糊→注模成型→烘烤→冷却→成品

(二)制作要点

1.原料准备

按配方称量各种原料。面粉选用蛋糕专用粉或低筋面粉,鸡蛋选用新鲜鸡蛋。

2.搅打发泡

鸡蛋磕入打蛋容器,加入细白砂糖、饴糖,用打蛋器充分搅打,打发程度为体积膨胀到原来的1.5～2倍,呈乳白色泡沫状。

3.调制面糊

将水加入鸡蛋泡沫中,筛入蛋糕专用粉,低速拌匀,调制成面糊。水也可以用等量的牛奶替代。

4.注模成型

将调制好的面糊倒入涂过油的模具中,若表面需要撒上干果或蜜饯时,应在入炉之前撒上,过早撒上容易下沉。

5.烘烤

入炉温度以180摄氏度为宜,逐渐升温,10分钟后升至200摄氏度,下火温度较上火温度高些,烘烤20～30分钟。注意观察蛋糕表面颜色,可通过插竹签拔出后不带有黏物的方法来判断生熟程度。

6.成品

将烘烤好的蛋糕放在常温下冷却,再将蛋糕从模具中取出即为成品。

成品感官指标:外形完整,表面略鼓,底面平整,无破损、塌陷和收缩;外部色泽呈金黄色或棕红色,无焦斑,剖面淡黄,色泽均匀;组织松软有弹性;剖面蜂窝状,小气孔分布较均匀;甜度适中,有蛋香味及蛋糕应有的风味,无异味。

二、正确使用打蛋器和电烤箱

(一)正确使用打蛋器

1.将需要打制的原料装入容器之中。鸡蛋需要先将外壳去掉。

2.螺旋形的搅拌棒是用来搅拌面粉使用的,圆头的搅拌棒是用来打发蛋白使用的,在使用之前按需要插上搅拌头。

3.根据要打制食材的多少和种类来决定搅拌的级数。1～2级适用于打制混合干性的物品,如面粉、牛油等;3～4级适用于有液体的材料;5级适用于搅拌制作蛋糕、曲奇等食物的面团。

4.打蛋器在连续使用3～5分钟之后,就会出现发热的现象,这是正常的情况。

5.材料打制完毕之后,要将搅拌头取下,仔细清洗。

(二)正确使用电烤箱

1.新电烤箱在正式使用前,用干净湿布将电烤箱内外擦拭一遍,将电烤箱门半开后,将上下火全开,温度调至最高温空烤10分钟。因为过程中会有一些异味甚至白烟自电烤箱中散出(这属于正常现象),所以室内要保持空气畅通,10分钟后可让电烤箱门全开以加速散热,之后便可依照一般程序使用。

2.要烤制的食品按食品性质和烤制要求分别放入烤盘或烤网中,然后放入电烤箱。参照说明书确定时间和温度。

3.加热后的电烤箱除了内部的高温,外壳以及玻璃门也很烫,所以在开启或关闭电烤箱门时要小心,以免被玻璃门烫伤。将烤盘放入电烤箱或从电烤箱取出时,一定要使用手柄,严禁用手直接接触烤盘或烤制的食物。切勿触碰加热器或炉腔其他部分,以免烫伤。

4.电烤箱在开始使用时,应先将温度、上下火调整好,然后设定烤制时间,即可开始烤制。在使用过程中,假如设定30分钟,但通过观察,20分钟就烤好了,这里不要逆时针拧时间旋钮或更改时间设置,可将火位挡调整为关闭。这样可以延长机器使用寿命。

5.电烤箱每次使用完,最好等冷却后再进行清洁工作,箱内用干布擦拭,烤盘、烤网可取出清洗,再用干布擦干。箱门、箱壳也要擦拭干净。

6.电烤箱放置的地方,一定要注意通风,不要太靠墙,便于散热,最好不要放在靠近水源的地方,因为电烤箱工作中温度很高,如果碰到水会造成温差,有安全隐患。

7.电烤箱工作时,不要长时间守在电烤箱前面,不然会有一定的电磁辐射影响。如果发现电烤箱的玻璃门有裂痕,必须立刻停止使用,不然很有可能爆炸。

8.食物烤好后,应先切断电源,再取出食物。

🌐 任务实施

一、制订具体实施步骤。

绘制出任务实施步骤图,并填写具体内容。

任务实施步骤图

姓名:_____ 组别:_____ 本人分工:_____

步骤1:

要求:

步骤2:
要求:

步骤3:
要求:

步骤4:
要求:

步骤5:
要求:

步骤6:
要求:

二、按任务实施步骤制作清蛋糕,并作记录。

任务实施记录表

姓名:_____ 组别:_____ 本人分工:_____

原材料数量及烘烤状态			
蛋液打发后的状态			
调入蛋糕专用粉后,面糊的状态			
入烤箱时箱内温度		烘烤温度	
升温时间		恒温时间	
竹签检测情况		成品表面色泽	
成品外形情况		成品气味	
成品内部切面色泽		成品内部结构	
成品滋味		成品内有无异物	

存在的不足及原因分析:

任务评价

班级			学生姓名		学号	
组别		同组成员				

评价项目	评价内容	学生自评(20%)	小组互评(20%)	行业评价(30%)	教师评价(30%)
职业素养(40%)	1.遵守劳动纪律,不旷课迟到早退(5分)违规一次扣0.5分,扣完为止				
	2.遵守实训规章制度(5分)违规一次扣0.5分,扣完为止				

评价项目	评价内容	学生自评(20%)	小组互评(20%)			行业评价(30%)	教师评价(30%)
职业素养(40%)	3.团队合作精神(10分) (1)团队成员互相信任、互帮互助、协作配合,具有集体荣誉感(10分) (2)在老师的帮助下能与团队协作(5分) (3)不能与团队合作(0分)						
	4.职业意识(8分) (1)能自觉展现"尊老、敬老、爱老"的职业意识,"安全第一、质量至上"的饮食观(8分) (2)在老师的指导下能较好地展现(5分) (3)不能很好地展现(3分)						
	5.学习态度(6分) (1)积极主动地获取知识、认真严谨(6分) (2)学习积极性不高、被动地学习(2分)						
	6.创新及反思意识(6分) (1)学习活动中具有创新意识,能够积极反思设计过程中的疏漏或可以改进的地方,总结经验教训(6分) (2)完成任务后不主动总结经验教训(3分)						
知识技能(60%)	能按照要求完成课前任务(5分)、一般(3分)、未完成(1分)						
	能合理制订制作清蛋糕的工艺流程(20分),少1个步骤扣5分,少1个工艺参数扣2分。						
	很好执行工艺流程、记录详尽(30分),较好执行工艺和记录(20分),基本执行工艺流程、记录不详(15分)						
	按要求完成课后任务(5分)、一般(3分)						
合计							
总计(综合成绩)							

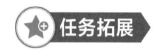

美拉德反应

美拉德反应又称为非酶棕色化反应。它是广泛存在于食品加工中的一种非酶褐变,是羰基化合物和氨基化合物间在高温及水分含量较少时,经过复杂的历程最终生成棕色甚至是黑色的大分子物质类黑精或称拟黑素的反应,所以又称羰氨反应。蛋糕表面呈金黄色或棕红色,主要是出现了美拉德反应的结果。想一想,还有哪些食品在加工过程中发生了美拉德反应?

任务四　制作鲜切苹果

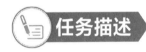

任务描述

将4个苹果分别用清水、柠檬酸、食盐、维生素C溶液进行保鲜处理,制作鲜切苹果。

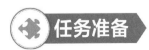

任务准备

👉 **设备、用具及材料准备**

设备用具及原、辅材料准备表

序号	名称	数量	备注
1	天平	共用	称药品
2	量勺	每组1套	量取次氯酸钠溶液
3	不锈钢盆、筛	每组4套	浸泡、沥水
4	量杯	每组1只	加水
5	温度计	每组1支	测水温
6	水果刀	每组1把	削皮、切块
7	砧板	每组1块	切块
8	一次性果蔬盒	每组4个	包装
9	保鲜膜	每组1卷	包装
10	冷藏展示柜	共用	储藏成品
11	苹果	每组4个	同品种、新鲜无病虫害、熟度、大小基本相同
12	柠檬酸	共用	配制保鲜液
13	食盐	共用	配制保鲜液
14	维生素C	共用	配制保鲜液
15	次氯酸钠	共用	配制清洗液
16	防护用品	每组1套	配制清洗液

👉 **课前准备**

请同学们根据自己的生活经验或查找资料,写出5种分切或去皮后容易发生褐变(切面暴露在空气中,颜色逐渐变深,最后变成棕褐色)的水果或蔬菜,完成下表。

序号	果蔬名称
1	
2	
3	
4	
5	

👉 知识准备

在日常生活中,老年人应多吃水果,但由于老年人食量相对较小,有时几种水果搭配着食用,无法吃完,因此,一个水果往往分多次或多天食用。水果分切或去皮后,易被微生物污染,发生变质,很多水果会发生褐变。这是因为这些果蔬含有酚氧化酶和酚类物质,在与氧接触时,酚类物质易被氧化变成褐色,即称之为酶促褐变,须加以控制。酶促褐变的发生需要三个条件,即适当的酚类物质、酚氧化酶和氧。控制酶促褐变的方法主要从控制酚氧化酶和氧两方面入手,主要途径有:①钝化酚氧化酶的活性(热烫、抑制剂等);②改变酚氧化酶作用的条件(pH值、水分等);③隔绝氧气的接触;④使用抗氧化剂(抗坏血酸、二氧化硫等)。鲜切果蔬的护色方法,主要是改变酚氧化酶作用的条件、驱除氧和使用抗氧化剂,这样既能保持果蔬的新鲜、营养,又能延缓变质时间,且食用方便。苹果是老少皆宜的水果,又是极易发生褐变的水果,通过本任务的学习,要求学生能掌握苹果及相近特性水果分切后的保鲜方法。

一、鲜切苹果的加工工艺

(一)工艺流程

原料选择→清洗→去皮→切块→保鲜液处理→清洗沥干→包装→贮藏

(二)制作要点

1.原料选择、清洗、去皮、切块

选择无机械伤、无病虫害苹果4个(约300克/个)。用清水洗净,水温最好

低于 5 ℃。使用水果刀去皮后,再把苹果对半切开,剔除果心种子,之后再切成片。

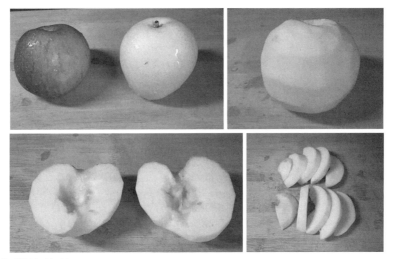

2.保鲜液处理

将苹果分成 4 份,分别在清水、1 克/千克柠檬酸、0.5 克/千克维生素 C、5 克/千克食盐 3 种保鲜液中浸泡 10 分钟。本步骤的处理,主要是抑制苹果发生褐变。

3.清洗、沥干

将切片从保鲜液中捞出后,立即用 150 毫克/千克的次氯酸钠(按使用说明中清洗果蔬的稀释倍数稀释)清洗,水温最好在 5 摄氏度以下;洗后放于通风良好的地方沥干。本步骤主要是对苹果片表面进行消毒杀菌,延缓变质的时间。

4.包装

将苹果片装入果蔬盒中,每盒放 4 ~ 6 块,排列整齐,用 PE 保鲜膜密封。

5.贮藏

将包装好的苹果切片置于 8 摄氏度的冷藏展示柜(或 4 摄氏度的冰箱冷藏室)和自然温度为 20 摄氏度左右的室内环境中贮藏 3 ~ 7 天,观察其品质的变化。

(三)成品评价

标准成品要求切片色泽鲜艳,具有苹果特有的清香气味,运用感官评价不同加工方法对鲜切苹果贮藏效果的影响。每小组对不同包装的苹果切片进行分级评价,具体标准如下。

0 级:肉质洁白有光泽,未变色,具有正常的风味。

1级:切面轻微变黄,风味变淡。

2级:切面变黄,且呈轻微水渍状。

3级:大部分呈水渍状,发黏,有异味。

二、注意事项

1.严格管理刀具。本次任务使用的刀具较锋利,因为采用锋利的刀具去皮、切分的苹果保鲜时间更长,钝刀造成的创伤面容易发生褐变。因此,去皮、切分时须专心、细致,且须对刀具进行严格管理。

2.清洗、浸泡等用水,须符合饮用水标准。

3.准确配制保鲜液。配制保鲜液的药品或食盐必须是食品等级。保鲜剂的浓度直接影响产品的保鲜效果和风味,保鲜液浓度过低,保鲜效果不理想;浓度过高,会改变果蔬原有的风味。

4.谨慎配制消毒液。本次任务使用次氯酸钠作为消毒液,次氯酸钠原液禁止入口,须防止溅入眼内、接触皮肤。在配制清洗液时,须戴防腐手套、口罩、护目镜。若溅入眼内或接触皮肤,立即用清水流水冲洗3~5分钟,严重者立即就医。次氯酸钠溶液有令人不愉快的味道,须严格按浓度要求配制。

5.感官评价为2级或3级的产品,不要食用。

任务实施

一、制订具体实施步骤。

绘制出任务实施步骤图,并填写具体内容。

任务实施步骤图

姓名:_____ 组别:_____ 本人分工:_____

| 步骤1: |
| 要求: |

↓

步骤2:
要求:

↓

步骤3:
要求:

↓

步骤4:
要求:

↓

步骤5:
要求:

↓

步骤6:
要求:

二、按任务实施步骤制作鲜切苹果,并作记录。

任务实施记录表

姓名：_____ 组别：_____ 本人分工：_____

原材料数量及规格：			
清洗水果的水温		清洗时间	
所用保鲜液浓度		保鲜液浸泡时间	
次氯酸钠清洗液浓度、温度		清洗时间	
果片是否沥干		贮藏温度	
贮藏3天感官评价	切面色泽： 有无发黏： 风味：	有无水渍： 气味： 等级评价：	
贮藏5天感官评价	切面色泽： 有无发黏： 风味：	有无水渍： 气味： 等级评价：	

存在的不足及原因分析：

任务评价

班级			学生姓名			学号		
组别		同组成员						
评价项目	评价内容		学生自评(20%)	小组互评(20%)		行业评价(30%)	教师评价(30%)	
职业素养(40%)	1.遵守劳动纪律,不旷课迟到早退(5分) 违规一次扣0.5分,扣完为止							
	2.遵守实训规章制度(5分) 违规一次扣0.5分,扣完为止							
	3.团队合作精神(10分) (1)团队成员互相信任、互帮互助、协作配合,具有集体荣誉感(10分) (2)在老师的帮助下能与团队协作(5分) (3)不能与团队合作(0分)							

评价项目	评价内容	学生自评(20%)	小组互评(20%)					行业评价(30%)	教师评价(30%)
职业素养(40%)	4.职业意识(8分) (1)能自觉展现"尊老、敬老、爱老"的职业意识,"安全第一、质量至上"的饮食观(8分) (2)在老师的指导下能较好地展现(5分) (3)不能很好地展现(3分)								
	5.学习态度(6分) (1)积极主动地获取知识、认真严谨(6分) (2)学习积极性不高、被动地学习(2分)								
	6.创新及反思意识(6分) (1)学习活动中具有创新意识,能够积极反思设计过程中的疏漏或可以改进的地方,总结经验教训(6分) (2)完成任务后不主动总结经验教训(3分)								
知识技能(60%)	能按照要求完成课前任务(5分)、一般(3分)、未完成(1分)								
	能合理制订鲜切苹果的工艺流程(20分)、少1个步骤扣5分、少1个工艺参数扣2分。								
	很好执行工艺流程、记录详尽(30分),较好执行工艺和记录(20分),基本执行工艺流程、记录不详(15分)								
	按要求完成课后任务(5分)、一般(3分)								
合计									
总计(综合成绩)									

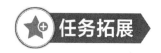

何时吃水果最好

机体的消化能力与消化液的分泌以及胃肠的蠕动有关,而与进食时间的关系并不大。大部分人的早餐食物质量不高,因此建议可适当吃些水果。

成年人为了控制体重,可以在餐前吃水果,有利于控制进餐总量,避免过饱。

两餐之间将水果作为零食食用,既能补充水分,又能获取丰富的营养素,获得健康效益。

每个人应该在了解自己身体状况的基础上,合理调节吃水果的时间。

项目五　老年人饮食照料

　　老年人的膳食选择及制作,已在前面作了介绍,本项目则重点讲解老年人进食时的照料。对于可以自行进食的老年人,只需要为其营造进食环境和协助进食;对于不能自行进食的老年人,则需要通过喂养协助进食;对于吞咽功能障碍的老年人,还需要通过鼻饲法管喂。通过本项目的学习,要求学生能根据老年人身体状况和营养状况的评估情况,掌握对不同情况的老年人的饮食照料。

项目描述

　　随着年龄的增长,老年人的消化系统会退化。为老年人提供饮食护理,是老年人陪护员、健康照护员应具备的基本能力。

项目目标

➾ 知识目标

1.掌握老年人营养评估的方法;

2.能规范地进行鼻饲法管喂饮食操作;

3.能协助老年人进食。

➾ 能力目标

1.能为老年人营造良好的进食环境;

2.能正确协助老年人进食。

➾ 素养目标

1.养成认真细致的工作态度;

2.增强对待老年人的爱心、耐心和责任心。

任务　协助老年人进食

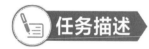 **任务描述**

以学习小组为单位,对环境、老年人、用物进行评估,协助老年人进食。

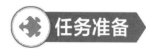 **任务准备**

👉 **材料准备**

序号	名称	数量
1	护理床	每组1张
2	餐桌、椅	每组1套
3	一次性碗	每组1套
4	勺	每组1只
5	筷子	每组1把
6	杯子	每人1只
7	吸管	若干
8	治疗巾	若干

👉 **课前准备**

学生自行查找协助老年人进食的视频进行学习。

👉 **知识准备**

随着年龄的增长,老年人的消化系统发生了一系列改变。为了提高老年人的生活质量,满足老年人的生活需要,提供优质的老年人健康照护必不可少。协助老年人进食不仅能满足老年人的生理需要,还可以保障老年人的生活质量,促进健康。

一、老年人进食前的布置

1.舒适的进食环境可使老年人心情愉悦,促进食欲。老年人进食环境应以清洁、整齐、空气新鲜、气氛轻松愉快为原则。

（1）室内通风。

室内通风的目的是排除令人不快的气味。

（2）适宜的照明。

一定的室内光线有利于进食,研究表明,最适宜进食的灯光颜色是黄色。

（3）打扫卫生。

进食前半小时打扫卫生,清除垃圾、污物等。

（4）进餐地点。

多人共同进餐可增进老年人食欲。如条件允许,应鼓励老年人在院区餐厅集体就餐,或鼓励家人共同就餐。

2.根据老年人的要求及就餐习惯选择餐具及物品。

（1）根据老年人需要准备碗、筷子或勺子、治疗巾、吸管等。

（2）有老年人的家庭或养老机构应配置不同高度的椅子,使每个人都能选择合适的椅子进食。椅子应有椅背,必要时还应有扶手。

3.进食前老年人感觉舒适有利于进食。因此,在进食前,应协助老年人做好相应的准备工作。

（1）协助老年人洗手及清洁口腔,以促进食欲。

（2）协助老年人采取舒适的进餐姿势:根据老人的身体状况和进食习惯,可采取坐位进食、侧卧位进食和仰卧位进食。

坐位进食:老年人既可坐在椅子上,又可坐在轮椅上,还可坐在床边。特殊情况坐在床上,摇起床头并配跨床小桌,将床尾1/3部位抬高或用枕头垫在膝盖窝处,使膝部弯曲,以稳定坐位姿势。总之,只要使上身前倾就有利于进食。

侧卧位进食:在老年人后背使用靠垫或枕头垫,以保持身体稳定,用薄靠垫夹在双膝下以减轻压力,将枕头垫在头下。

仰卧位进食:将托盘放在铺有餐巾的移动餐桌上或床上,注意托盘的位置不能妨碍老年人的肘部活动,同时注意床面要保持平整。使用床头镜让老年人看见饮食内容,使老年人进食变得更加容易。把食物做成易拿、不易洒的形状,准备水杯、吸管等。

（3）征得老年人同意后,将治疗巾围于老年人胸前,以保持衣物和被单的清洁。

(4)减轻老年人各种不适的因素;改善老年人的不良心理状态。

二、老年人进食中的照料

1.护理人员洗净双手,衣着整洁。根据老年人饮食要求及时将热饭、热菜准确无误地分发给老年人。

2.鼓励并协助老年人进食。老年人进食期间应巡视观察,及时给予帮助。

(1)护理人员姿势:最好坐在老年人身边。这样使护理人员和老年人在同一方向,以便护理人员更好地理解老年人的心情。避免站着喂食,因站着喂食是从高处喂食,不利于吞咽,老年人还会感到一种压迫感。也不提倡面对面喂食,以免使老年人不自然或产生被监视的感觉。

(2)喂食方法:对于一般老年人,应从下方喂食,这是正常人进食的方式。必要时,护理人员可与老年人同时进餐,且吃同样的食物,这样护理人员更能设身处地地为老年人着想,而且可放慢进食速度。对于偏瘫的老年人,由于口腔及舌、咽喉的肌肉不能活动自如,导致吞咽困难,因此,应从健康的一侧喂食,饮水时将健康的一侧稍向下倾斜。对于帕金森病人,应从症状较轻的一侧喂食,虽然帕金森病人的舌和咽喉两侧的肌肉都变硬,但总有一侧症状稍轻一些,选择从较轻的一侧喂食,有利于吞咽。

3.进食中特殊问题的处理。

(1)恶心:若老年人在进食中出现恶心,可鼓励其做深呼吸并暂停进食。

(2)呕吐:若老年人发生呕吐,应及时给予帮助,将老年人头部偏向一侧,防止呕吐物进入气管内,提供盛呕吐物的容器,尽快清除呕吐物并及时更换衣物等,开窗通风消除室内不良气味;帮助漱口;询问老年人是否愿意继续进食,对不愿继续进食者可保存好剩下的食物在其愿意时给予。观察呕吐物,记录好呕吐物的颜色、量、性质等。

(3)呛咳:若老年人发生呛咳,应帮助其拍背;若异物进入喉部,应及时在腹部剑突下、肚脐上用手向上、向下推挤数次,使异物排出,防止发生窒息。

三、老年人进食后的照护

1.及时撤去餐具,清理食物残渣,协助老年人饭后洗手、漱口。必要时为老年人做口腔护理,若老年人是在床上进餐则需要整理好床单,保持餐后的清洁与舒适。

2.餐后根据需要做好记录,如进食的种类、数量、老年人进食时和进食后的反应等,以评价老年人进食是否达到营养需求。

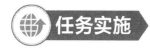

学生根据操作流程,小组进行实训操作。

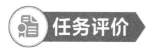

协助老年人进食操作评分标准

姓名:_____　　学号:_____　　得分:_____

项目		项目总分	要求	标准分	得分	备注
素质要求		5	着装整洁规范	1		
			仪表大方、举止端庄	2		
			语言柔和恰当,态度和蔼可亲	2		
操作前		15	核对、解释	3		
			评估老年人(身体状况、进食习惯)	2		
			询问大小便情况	2		
			环境清洁、整齐、就餐气氛轻松愉快	4		
			洗手、戴口罩	2		
			了解食物准备情况	2		
操作过程	进食前	12	协助老年人漱口或口腔护理,洗手	4		
			老年人进食姿势舒适、正确	4		
			判断食物是否适合老年人	4		

续表

项目		项目总分	要求	标准分	得分	备注
操作过程	进食中	35	进食的温度适宜	4		
			进食的速度适宜	4		
			每次进食量适宜	4		
			观察用餐情况	4		
			生活不能自理者:耐心喂食、温度适中、固态和液态食物轮流喂食	5		
			用吸管吸吮正确	4		
			适时解答饮食咨询	5		
			进食过程中处理特殊情况	5		
	进食后	16	取下餐具	5		
			协助老年人漱口或口腔护理,洗手	5		
			整理床单	3		
			询问需求	3		
操作后		9	洗手、取下口罩	4		
			根据需要做好记录	5		
熟练程度		5	动作轻巧、稳重、准确、安全	5		
人文关怀		3		3		
总得分		100		100		

参考文献

[1]卫晓怡.食品感官评价[M].北京:中国轻工业出版社,2007.

[2]中国营养学会.中国居民膳食指南(2022)[M].北京:人民卫生出版社,2022.

[3]陈野,刘会平.食品工艺学[M].3版.北京:中国轻工业出版社,2019.

[4]华景清,张敬哲.粮油加工技术[M].北京:中国计量出版社,2010.

[5]杜庆.老年膳食与营养配餐[M].北京:机械工业出版社,2017.